"十二五"国家重点图书出版规划项目

中医优势治疗技术丛书

◆ 总主编 周 然 张俊龙

新九针

主编 曹玉霞

编者 关 芳 王彩霞 王兴丽 董晓峰

科学出版社

北京

内 容 简 介

新九针疗法是山西省针灸临床的一大特色。九种针具,形态功用各异,既能单独起效,又可联合施用,发挥每种针具的特殊作用,达到系统治疗的整体综合调治目的。正可谓:"九针之宜,各有所为,长短大小,各有所施也"。

本书主要介绍了新九针技术的起源、针具规格、功效、临床应用等,以实用为宗旨,重点突出临床治疗,没有冗长的理论论述,撷萃九针治病精华,具有较强的实用价值和创新意识,是一本关于九针学习的实用教材和参考书。

图书在版编目(CIP)数据

新九针 / 曹玉霞主编. —北京:科学出版社,2014.4
(中医优势治疗技术丛书/周 然,张俊龙总主编)
ISBN 978-7-03-040066-6

Ⅰ. 新… Ⅱ. 曹… Ⅲ. 针刺疗法 Ⅳ. R245.3

中国版本图书馆 CIP 数据核字(2014)第 044344 号

责任编辑:鲍 燕 陈 伟 曹丽英 / 责任校对:钟 洋
责任印制:赵 博 / 封面设计:王 浩
绘图:北京眈艺企业形象策划工作室

科学出版社 出版
北京东黄城根北街 16 号
邮政编码:100717
http://www.sciencep.com

北京天宇星印刷厂印刷
科学出版社发行 各地新华书店经销

*

2014 年 4 月第 一 版 开本:720×1000 1/16
2024 年 8 月第八次印刷 印张:12
字数:215 000

定价:36.00 元
(如有印装质量问题,我社负责调换)

总 前 言

中医学历经几千年的发展，形成了独特的理论体系和完善的治疗技术体系。其治疗技术体系大体分为两类，一为遣方用药。它被作为中医治疗疾病的主体方法。时至今日，我们中医临床工作者诊疗疾病多处方开药，人民群众也多选择服用汤丸膏散等内服药物祛病疗疾。概因理法方药为中医辨证论治体系的高度概括。二为中医优势技术。翻开一部中医学的发展简史，我们不难看到，人们在经历了长期的无数次实践以后，早在新石器时代，就已经会运用针法、灸法、按摩术、止血法这些原始的、朴素的、简单的医疗技术。从砭石到九针，从针刺到药物贴敷，从神农尝百草到丸散膏丹汤饮酒露的制剂技术，从推拿正骨手法到小夹板的应用，这些都是时代的创造、医家的发明，都是当时社会发展条件下的医学领域的领先技术。经过历代医家的不懈努力和探索，这些技术内容丰富、范围广泛、历史悠久，体现了其临床疗效确切、预防保健作用独特、治疗方式灵活、费用比较低廉的特点，传承着中医学的精髓和特色。

这些优势技术或散见于民间，或零散于古籍记录，或濒临失传，面临着传承和弘扬的两大难题。2009年，国务院出台的《关于扶持和促进中医药事业发展的若干意见》中就强调指出："老中医药专家很多学术思想和经验得不到传承，一些特色诊疗技术、方法濒临失传，中医药理论和技术方法创新不足。"也有专家痛心疾首地指出，"近年来，中医药特色优势淡化，手法复位、小夹板等'简、便、验、廉'的诊疗手段逐渐消失或失传。"由此可见，传承、发展并不断创新中医技术迫在眉睫、刻不容缓。

近年来的医改实践证明，中医药在满足群众医疗保健需求、减缓医药费用上涨、减轻患者和医保负担等方面发挥了很好的作用，缓解了群众看病就医问题，放大了医改的惠民效果。人民群众对中医药感情深厚、高度信赖，中医药作为一种文化已经深深地渗入中国百姓的日常生活当中。中医的一些技术特别是非药物方法，普通百姓易于接受、也易于掌握使用，可获得性强，适用于广大人民群众的养生保健和疾病治疗，很多人自觉不自觉地运用中医药的理念和优势技术进行养身健体、防治疾病。

传承和发展中医药技术是每一名中医药人的使命担当。正如国医大师邓铁涛教授所说："中医之振兴，有赖于新技术革命；中医之飞跃发展，又将推动世界新技术革命"。我们山西中医学院将学科发展的主攻方向紧紧锁定中医药技术创新，不断深化学科内涵建设，凝练学科研究方向，组建优势技术创新研发团队，致力于中医药技术的研究、开发、规范制定和应用推广，以期推动中医药技术的创新和革命，为人民群众提供更多的中医药技术储备和技术应用。

因此，我们组织既有丰富临床经验，又有较高理论素养的专家学者，编写了这套《中医优势治疗技术丛书》。丛书以中医优势治疗技术为主线，依据西医或中医的疾病分类方法，选取临床上常见病、多发病为研究对象，突出每一种优势技术在针对这些常见病、多发病治疗时的操作规程，旨在突出每一项技术在临床实践中的知识性、实用性和科学性。

这套丛书既是国家"十二五"科技支撑计划分课题"基层卫生适宜技术标准体系和评估体系的构建及信息平台建设研究和示范应用"、国家中医药管理局重点学科"中医治疗技术工程学"和山西省特色重点学科"中医学优势治疗技术创新研究"的阶段性研究成果，也是我们深入挖掘、整理中医药技术的初步探索，希望能够指导基层医疗卫生机构和技术人员临床操作，方便中医药技术爱好者和家庭自疗者参考使用。

2014 年 3 月

目　录

新九针技术概论

1 新九针技术的学术源流

1.1 新九针定义

新九针又称中国怀堂九针，是指在古九针基础上重新研发改制的九种针具，由山西省已故针灸名医师怀堂老先生创制。新九针针具包括镵针、铍针、锋钩针、火针、梅花针、磁圆梅针、鍉针、员利针、长针，且部分针具根据临床需要又有延展，实不止九种之多。

1.2 新九针疗法

新九针疗法，又称中国怀堂九针疗法，是使用新九针针具进行治疗的独特针刺疗法。这一疗法最主要的特点是：打破了针灸治疗中传统的单一制毫针或单一针具施治的局限性，强调发挥不同针具的特异性、整体性治疗作用。"整体性"就是各种不同的针具和针法是一个统一整体，它们相互配合进行治疗。"特异性"就是各种不同针具都有适应于自身的独特的针刺方法与治疗范围。

总之，各种针具和针法即各自独立，又相互联系，成为一个统一的整体的治疗体系。

1.3 新九针技术的历史沿革

（1）古九针的历史记载

我国医学家早在两千年前就创造了"九针"，它是劳动人民在长期与疾病作斗争的实践中创造出来的一种医疗方法，并通过临床实践不断地认识而逐步发展起来的，是我国劳动人民智慧的结晶。传说中有"伏羲制九针"一说，现存较早的古籍《黄帝内经》首次记载了有关九针的论述，《灵枢·九针论》中对九针的形状、功用及主治进行了详细论述，黄帝问："敢问九针焉生？何因而有名？"岐伯曰："九针者，天地之大数也，始于一而终于九"。这里的九，并非单指这九种针具，实则是言其变化多端，能适应多种疾病的治疗。在其《灵枢·九针十二原》中记载了九针针具的名称、形状及用途。一是镵针，长一寸六分；二是员针，长一寸六分；三是锃针，长三寸五分；四是锋针，长一寸六分；五是铍针，长四寸，宽二分半；六是员利针，长一寸六分，七是毫针，长三寸六分；八是长针，长七寸；九是大针，长四寸。它们的功用也随着长度和形状的不同而有所区别，《灵枢·官针》中也记载了九种针具的适应证和各自的性能，并详细论述了为适应不同的病情、经脉疾患、脏器病患和邪气的深浅程度等，而应采用的九种针刺方法。指出针刺的要点，在于使用被长期临床实践所证明合乎规格的针具。

晋代·皇甫谧著《黄帝三部针灸甲乙经》，在其《九针九变十二节五刺五邪第二》一文中，归纳综合了有关九针的来源、形状、长度和作用。元代·杜思敬根据文字记载，在所著的《针灸摘英集》中不仅用文字对九针有所阐述，而且首次绘制了古九针模拟图。明朝众多的医学家也对九针有所论述，并绘制了不同式样的"九针式图"，如张景岳的《类经图翼》、杨继洲的《针灸大成》等。清朝吴谦编撰的《医宗金鉴》也收录古九针的大量内容。近代民国医家孙祥麟著《针灸传真》对古九针也有详述。

(2) 针具产生

山西省针灸研究所首任所长师怀堂教授带领全所科研人员通过多年的努力，依据《黄帝内经》关于古九针的文字记载以及后世绘制的九针图谱，结合自己几十年的临床经验，将两千年前就广为临床使用、种类丰富、治疗病种多样的"古九针"进行了深入细致地考证及研究，大胆革新创制出九种新型针具，即新九针。新九针的成功研制为针灸针具的改革作出了重大的贡献，该针具在1983年通过了山西省卫生厅的成果鉴定。

(3) 针具改制与创新

随着临床发展，新九针针具也在不断改制与创新，其中火针于90年代由最初的雏形发展为现在的多种形式，包括单头分细、中、粗三种，还有钩火针、平头火针等；在单头火针的基础上，又研制开发了三头火针，专门用于皮肤病的治疗；除此之外，结合铍针、镵针、锃针的使用，发展成火铍针、火镵针、火锃针。员利针结合磁的应用也于90年代末开发出来，形成磁员利针，辅助磁疗作用于疾患愈合中。锋钩针由单头变双头，针尖、针刃大小不同，在临床使用中依病人性别、年龄、胖瘦、病情轻重不同选择适合针具，灵活应用。在钩针的基础上，结合小针刀优势发明了刀钩针，于2008年获得专利。

(4) 教学与推广

早在20世纪80年代，山西省针灸研究所首任所长师怀堂主持工作时，广泛地开展全国范围内的宣传，师怀堂教授在云南举办了15期培训班。乔正中、祁越在广州、深圳等地方进行演讲、办班培训、交流经验，传播和发扬新九针，培养了很多能够继承该项技术的临床医生。从1996年至今，举办40余期新九针培训班，结合下乡巡诊，培养全国各地数千名医师，可以熟练掌握新九针针具的操作及使用。从 1998 至今已举办 15 期国际针灸班，为二十余个国家培养了近千名学员，使新九针疗法走出山西，惠及全国，走向世界。目前新九针疗法已收入到第七版《针灸治疗学》教材中，成为中医学院针灸专业学生必修课。

(5) 科研历程

1983 年，通过了山西省科技厅的成果鉴定，标志着新九针成果的正式认定；1990 年，祁越主编《九针新义》出版，这是对新九针临床运用的初步总结；1993 年，新九针及其针具申请了发明专利，标志着山西省针灸研究所新九针知识产权的确认；1998 年，编写《全国九针疗法培训教材》对新九针技术的推广和普及起到积极的作用；1999 年，冀来喜教授主讲的新九针电视教学片出版，把新九针内容从文字上升为直观的影像资料；2000 年，国家中医药管理局将"新九针的临床应用"列为国家继续教育项目，这是新九针普及与发展的重要里程碑，也体现了国家对推广新九针的重视；2002 年，"'秩边透水道'针法治疗非菌性前列腺炎、前列腺痛"和"磁圆针治疗单纯性下肢静脉曲张"两项新九针技术获得国家中医药管理局的资助，这两项课题的立项使新九针技术从临床的经验积累逐步上升为科学研究；2002 年，《中医临床新九针疗法》出版，是新九针创始人师怀堂对新九针从基础到临床的一次全面总结，形成了完整的新九针疗法学术思想，对指导以后的新九针临床和科研有着积极的作用；2007 年田文海撰写的《新九针火针疗法》和田建刚撰写的《新九针疗法》出版，使得新九针理论得到了进一步的完善和提高；2007 年，冀来喜教授的"新九针针具系列研究与应用"获国家科技部"十一五"支撑计划资助；同时，周然教授的国家科技部"十一五"支撑计划"食管癌等疾病的治疗技术"中有六项新九针技术，以及 2008 年，"新九针疗法治疗颈椎病的临床研究"获省卫生厅资助，2010 年"锋钩针疗法治疗肩周炎的临床应用研究"获省科技厅资助，国家对新九针科研的投入给新九针的规范化和标准化发展提供了前所未有的历史机遇。2010 年冀来喜等撰写的《九针治疗疼痛性疾病》及 2011 年祁越等撰写的《新九针临证实录》的出版，对新九针的临床应用进行了全新的总结。

1.4 新九针技术的特征

新九针在临床发展过程中形成了具有自身特点的六大特征，一是有效性，针对许多目前尚不明了发病机制的治疗乏术的疾病，如口腔黏膜白斑、外阴白斑、类风湿性关节炎、肩周炎、轻中度静脉曲张等，新九针疗法具有明显疗效。二是安全性，新九针疗法具有"自然疗法"的特点，它几乎没有副作用，治疗过程十分安全，针后基本没有不良反应。三是广泛性，新九针疗法对内、外、妇、儿等各科疾病具有广泛治疗作用。目前，它对 160 余种病证具有疗效，其中 80 余种有显著疗效。随着研究的深入，治疗范围还在进一步扩大。四是适应性，新九针疗法对施治环境有高度的适应性，几乎在任何日常环境条件下都可以进行治疗活动，所以特别适宜于农村、厂矿、部队、边境、山区等基层或偏远山区、地区的针灸工作者运用。五是易行性，新九针疗法操作较为简便，易为一般针灸工作者掌握。六是经济性，新九针针具价格低廉，广大基层针灸工作者完全有能力购置，并且施治费用低廉，广大患者乐于接受。

2 火针

2.1 针具

2.1.1 针具规格

多用钨丝，具有耐高温、不退火、变形少、高温下硬度强的特点。

(1) 单头火针

结构与毫针不同，分针体与针柄两部分。针体由耐高温材料制成，保证不退火、不断裂、不弯曲、不变形、保持施针时所需的钢度与韧性。根据直径分为粗、细、中三种型号。直径 0.5mm 细火针，直径 0.75mm 中火针，直径 1.2mm 粗火针。针柄为盘龙针柄或木质或其他性能优良的现代隔热与散热材料。（图 1）

图 1　单头火针

(2) 多头火针

三支细火针针身缠为一体，针身长 3cm，暴露 3 支针头 1cm。（图 2）

图 2　多头火针

(3) 平头火针

直径 1.2mm，同粗火针，前端无松针头是扁平的，也叫扁头火针。（图 3）

图 3　平头火针

2.1.2 针具检查与保养

(1) 检查

针尖无毛钩，针身光滑挺直，针柄无松动。

（2）保养

①烧针时应注意避免烧灼针柄以使针身松动。②针具使用完毕后应将针头针身附着的杂质清理干净，保持针具清洁顺滑，以利于再次使用。③尖头细、中火针应避免针身弯折，如有弯折则应在烧针后趁热将其捋直，不可强力修针，以免折断针身。

2.2 功效

1）温阳补气，回阳固脱。
2）温经通络，祛湿散寒。
3）消瘀散结，拔毒泄热。
4）补中益气，升阳举陷。
5）预防疾病，保健强身。

2.3 适应证

（1）内科疾病

消化系统疾病如急慢性胃肠炎、消化性溃疡、胆囊炎、慢性结肠炎、溃疡性结肠炎等；呼吸系统疾病如哮喘、慢性支气管炎等；神经系统疾病如神经性头痛、脑梗死、脑出血、吉兰-巴雷综合征等；内分泌系统疾病如甲状腺功能减退症等；风湿病如风湿性关节炎、类风湿关节炎、强直性脊柱炎等。

（2）外科疾病

骨关节病如颈椎病、腰椎间盘突出症、膝关节骨性关节炎、肩周炎等；皮肤疾病如牛皮癣、神经性皮炎、慢性湿疹、荨麻疹、带状疱疹、痣疣、鸡眼等；肛肠疾病如外痔、肛周脓肿等。

（3）妇科疾病

月经病、带下病、产后风、不孕、子宫脱垂、外阴白斑等。

（4）五官科疾病

突发性耳聋、神经性耳鸣耳聋、鼻窦炎、过敏性鼻炎、急性结膜炎、视神经乳头炎、慢性咽炎、急性扁桃体炎、复发性口腔溃疡、翼状胬肉等。

2.4 禁忌证

1）部分急性以发热为主的疾病，危重症患者及孕妇慎用。

2）疲劳过度，饥饿和精神紧张的病人不宜采用。

3）身体极度虚弱的患者，当慎用。

4）针后三日内，针处忌洗浴、抓挠，以防感染。

5）严重的心脏疾病慎用。

6）糖尿病血糖控制不良者禁用。

2.5　技术规范

（1）选针

据患者具体情况，选择不同的针具刺法。如患者为男性，形体肥胖，体质壮实，所取穴位处肌肉丰满，而无大神经血管经过者，可用尖头细、中火针，必要时用粗火针。若患者为女性，体质柔弱，形体消瘦，病变部位肌肉浅薄，则选取用尖头细火针，三头火针。若病变范围较大病位较浅，则多用火锟针、三头火针等。

（2）持针法

拇、食、中指，如握笔状持拿针柄。（图4）

图4　火针持针法

（3）烧针法

右手持针，左手拿酒精灯，粗中细尖头火针将针身倾斜45°在酒精灯火焰中烧至针体前2/3通红即可；三头火针将针尖烧红即可。

（4）体位

根据施治穴位选择仰卧位、侧卧位、俯卧位、仰靠坐位、俯伏坐位及侧伏坐位等。严禁站立行针（特殊治法除外）。

(5) 定点

锞针点压标记。

(6) 消毒

1）针具：酒精灯烧灼消毒。

2）施术部位：碘伏或安尔碘擦拭消毒。

(7) 刺法

1）点疾刺：火针在酒精上烧好后，在人体表皮轻点即刻提离人体。并由助手以消毒干棉球轻按针孔以止痛。尖头、平头、三头和火锞针多用此刺法。

2）点留刺：火针在酒精灯上烧至通红后，轻点人体表皮，待针冷后，提离人体。尖头、平头、三头和火锞针可用此刺法，较浅疾刺温经作用更强。

3）浅疾刺：火针在酒精灯上烧至通红后，轻刺入皮下1～2分，即刻拔出火针。并由助手以消毒干棉球轻按针孔以止痛，尖头粗、中、细火针可用此刺法。作用更较点刺为强。

4）浅留刺：火针在酒精灯上烧至通红后，轻刺入皮下1～2分，稍待片刻，待针冷后，拔出。由助手以消毒干棉球轻按针孔以止痛。尖头各种火针多用此法，其作用较浅疾刺又强。

5）深疾刺：火针在酒精灯上烧至通红白亮后，刺入皮下肌肉约0.5寸至1.5寸，即刻拔出，并轻按针孔止痛。尖头诸火针用此法。病邪较深，体质壮实用此法可于短期见效。

6）深留刺：火针在酒精灯上烧至白亮后，刺入皮下肌肉约0.5～1.5寸，稍待片刻，待针冷后，拔出，并以消毒干棉球轻按针孔。尖头诸火针适用。病邪较深，而阳气虚弱患者，用此法可迅速温补阳气，抗邪外出。

7）硫黄火针刺：选用粗中细火针和三头火针，并备药用硫黄一块。火针在酒精灯上烧好后，将针身迅速在硫黄块上蹭一下，此时火针会带有蓝色火焰，随即将火针刺入施治穴位。

(8) 操作要领

1）烧针：浅刺时只需将针尖烧至通红即可，尖头火针深速刺时，针身必须烧至通红方可施治，如烧针温度不够，可能出现刺入困难，出针不利等情况，影响疗效，增加患者痛苦。

2）进针：进针最关键是准而快，准是刺入穴位准确、深浅适中，快是速度快。医者要按前面各种刺法的要求反复练习，熟练掌握。还应根据针刺部位，病情性质，体质差异等多方因素，选择直刺、斜刺的角度及深度，深度一般比毫针略浅。若针刺脓肿时，针下出现空虚感即可。

3）留针：火针治疗大多数以快针为主，疾入疾出，不留针。若根据病情需要选择留刺时，则疾入后留针，多根据患者是否还感觉烧灼疼痛为限，决定出针时间，亦可留针约 1~5 分钟，不可留针时间过长，以免给患者增加痛苦。

4）出针：火针提离皮肤后，大多要用干棉球迅速按压针孔，以减轻疼痛。若采用泻法时，不用干棉球按压针孔。若火针针刺后出血，不必止血，待自然停止出血后用棉球擦净即可。若刺脓肿，脓随针出，应尽可能使脓出尽，最好在其上拔火罐，拔出所有脓毒，然后用无菌纱布包扎。

(9) 常用腧穴的针刺深度

1）头面部穴：细火针点刺 0.1~0.5 寸。

2）胸部穴：细火针点刺 0.1 寸。

3）背部穴：细火针点刺 0.1~0.5 寸。

4）腹部穴：细火针点刺 0.5~1.5 寸。

5）四肢穴：依据毫针针刺深度略浅。

(10) 疗程

尖头火针治疗一般 2~3 日 1 次，三头火针及平头火针则"以知为数"，多为 1 次。

(11) 注意事项

1）根据病情需要选择适当的针具。一般疾病多选用尖头细火针及中火针，放血泄水多选用尖头粗火针，美容多选用三头或平头火针。

2）单头火针深刺时一定要烧至通红方可施治。烧针不到位则不但患者疼痛难忍，且刺入与拔针均难顺利完成。

3）靠近内脏、五官及大神经、大血管处，应注意避开，所刺深度应较浅。若非有意刺中血管放血，则应即刻用消毒干棉球压迫止血，且火针针眼闭合较慢，压迫止血应较毫针稍久。

4）穴位消毒一定要严格，以免感染。

5）火针治疗后，3 天内忌针孔沾水；当天如出现针孔高突、发红瘙痒等症，是正常反应，不可搔抓以免感染。如瘙痒红肿反应严重者可予以口服抗过敏药物。

3 锋钩针

3.1 针具

3.1.1 针具规格

(1) 双头锋钩针

不锈钢制作，整体长 14cm，分针柄、针身、针头三部分。针柄中部呈六角柱体；针柄两端延伸为有一定锥度的圆锥体；针头为针身末端钩尖部分，与针身呈 45°，三面有刃的锋利钩尖部分，长 0.3cm，两端针头，大小各异，或刃向各异。根据病情及部位不同选择。(图5)

图 5　双头锋钩针

(2) 单头锋钩针

分针体与针柄两部分，针柄为非金属材料制作，圆柱形，针体嵌入于内；针体为不锈钢制作，相当于双头的针身、针头两部分。针体延伸为有一定锥度的圆锥体，末端变为钩尖部分，与针身呈 45°。(图6)

图 6　单头锋钩针

3.1.2 针具检查与保养

(1) 检查

锋钩针为治疗工具，使用前必须对针具进行检查，以免影响进针和疗效。检查时要注意：针头钩尖锋利无毛钩，光洁度高，刃向适度，针身光滑挺直，针头针身角度正确。

(2) 保养

锋钩针因其制作特点和工艺，决定其为一种临床反复使用的针具。这就要求我们必须注意针具的保养，否则针具损坏势必会增加患者的痛苦。针具保养需做到以下几点。

①消毒时应用纱布或棉球包裹待消毒的针具，以避免针身和针尖受到损伤。②针盘内应垫衬纱布棉花，针具要平放。③暂不使用的锋钩针，洗净后应用软布擦拭干净，以软管（如一次性输液器管）套住针尖及针身部，放入新九针针包内。

3.2 功效

1）宣通脉络：包括蠲痹通络、解痉缓急、祛瘀散结。
2）疏导气血：包括行气止痛、宣肺定喘、调经摄血。
3）泻热散滞：包括清热泻火、醒神开窍、清热通淋。

3.3 适应证

(1) 急慢性软组织损伤性疾病，久而不愈的顽固性疼痛
肩关节周围炎、颈椎病、膝关节骨性关节炎、网球肘、背肌筋膜炎、棘间韧带炎、腰背肌劳损、腱鞘炎等。

(2) 头面五官疾病
急性结膜炎、麦粒肿、急慢性鼻窦炎、过敏性鼻炎、急性扁桃体炎、急慢性咽炎、神经性头痛、眉棱骨痛等。

(3) 部分内科病
中风后遗症、支气管炎、哮喘、胃痉挛等。

3.4 禁忌证

1）严重的感染、溃疡和创伤部位禁用。
2）瘢痕、恶性肿瘤、严重的静脉曲张部位禁用。
3）凝血功能障碍性疾病患者禁用。
4）施术部位有重要神经血管，重要脏器而施术时无法避开者禁用。
5）高血压、糖尿病患者慎用。应将血压或血糖控制在理想水平再施治。
6）小儿囟门未闭合者禁用，妊娠期妇女慎用。
7）大惊、大恐、大饥、大饱、酒醉或过度疲劳者，不应立即治疗。

3.5　技术规范

3.5.1　持针法

右手拇、食、中三指持捏针柄，中指置于针身下部，微露针头，呈持笔式。（图7）

图 7　锋钩针持针法

3.5.2　体位

参照火针体位选择，以利于操作为原则。

3.5.3　定点

锓针按压或甲紫标记。

3.5.4　消毒

1）针具：高温高压消毒塑封备用。
2）针刺部位：碘伏或安尔碘擦拭消毒。

3.5.5　刺法

临床常用的锋钩针刺法有点刺、挑刺、刺络。

（1）点刺法

所谓点刺，就是以锋钩针刺激某一点作为施治部位，为其特有的一种刺法。这种"点"可为经穴，也可为痛点。点刺法是锋钩针疗法中最常用的刺法。针刺可深可浅，视病情需要辨证施治。对痛点的确定，应反复比较，力求准确。

（2）挑刺法

所谓挑刺法，就是运用锋钩针挑断皮下纤维组织、脂肪以治疗疾病的方法。由锋针挑刺发展而来。临床运用可深可浅，浅则将腧穴或反应点皮肤挑破，使之出血或流出黏液，多用于背部腧穴或反应点；深则钩割挑断部分肌纤维，松解挛缩，多用于关节部位。

（3）刺络法

所谓刺络法，就是运用锋钩针在腧穴或一定部位上刺破血络，用以放血治病。刺法来源于《内经》"锋针"主"痛热出血"，"以发痼疾"之说。操作时应在拟刺络脉局部用指揉按片刻，以使其充血，或以止血带局部结扎，使局部血脉充盈，碘伏消毒后，手持锋钩针，对准已消毒的络脉着力深刺，疾出，然后轻轻挤压针孔，使其出血，必要时可配合拔罐以放尽恶血，再用消毒棉球擦拭针孔。本法适用于热证、痛证、血瘀证等。

3.5.6 刺法练习

（1）指力练习

1）空手练指法：手中无针，右手呈执笔状，作持针操作的姿势。右手拇、食、中三指捏紧，手腕微伸，着力点凝聚于腕，带动拇、食、中三指作屈伸动作。每天练习半小时。

2）纸垫练针法：将松软的卫生纸折叠成长 8cm、宽 5cm、厚 3cm 的纸块，以线如"井"字形扎紧成垫。左手执纸垫，右手拇、食、中三指持针柄，针尖抵触纸垫，针体与纸垫呈 75°，加压刺入，作提插等操作，如此反复练习，渐将纸的质地由软改成稍硬。

（2）手法练习

1）棉团练针法：将棉花团用线缠绕，外紧内松，再以白布裹紧，做成直径 7cm 左右棉团，练习各种手法操作。

2）乳胶练针法：取长 8cm、宽 5cm、厚 3cm 的乳胶块进行提插、钩割等手法练习，因乳胶质地极似人体肌肉组织，所以在纸垫、棉团上练习一定时间后，改在乳胶上练习，可以更进一步锻炼手法，培养手感。

3）自身练针法：通过练习掌握一定的指力和手法后，可在自己身上进行试针练习，亲自体会指力强弱、针刺感觉、行针手法等，这样可根据自身体验观察病人反应，有助于针刺技术和疗效的提高。

3.5.7 进针法

（1）指切进针法

将左手拇指或食指指甲在欲刺的腧穴紧切，右手持针柄，使锋钩针距指甲约一分许，快速刺入皮下。指切法在进针中结合右手的操作，可以使进针不痛。本法适用于全身腧穴和部位。使用本法应注意：医者指甲不能太尖，指切力量应适度，不能过重，以免损伤皮肤。

(2) 舒张进针法

左手手指平伸舒张，食、中指分开，将欲刺之腧穴暴露期间，或用拇、食两指用上述同样方法暴露腧穴，将腧穴的皮肤向两侧撑开绷紧，右手持针在食、中指或拇、食指之间刺入。本法适用于腹部或皮肤较松弛的部位，以及年老体瘦者的腧穴或部位。

(3) 提捏进针法

左手拇指、食指捏起穴位处的皮肤，刺手持针从捏起皮肤的上端，对准欲刺之腧穴刺入。本法适用于针刺皮肉较浅薄处的腧穴，如印堂、攒竹、地仓等穴。操作时应注意：提捏时不宜将皮肉捏之过紧，提捏时可以轻轻搓动皮肤，这样可分散患者的注意力，也可减轻针刺的疼痛。

3.5.8 出针法

1）退针时首先要顺着弯钩进针方向反向退出。

2）退针时若有滞针现象，切忌急躁，粗暴拔针。

3）退针完毕后，局部应覆盖创可贴。

4）一天之内局部避免着水，保持局部清洁。

3.5.9 施针手法

1）一般刺血同三棱针手法，可在选定部位如穴位或刺激点上迅速点刺出针，放血。

2）钩割出血五步法

①用左手食指、中指绷紧所刺部位皮肤，右手持针迅速将针头刺入皮下（刺入时针尖与皮肤呈75°）。②针头刺入后稍等片刻，将针体扭正（与皮肤垂直），将皮下纤维挑起。③上下提动针柄，进行钩割（一般钩割3~4针），此时可听到割断皮下纤维的"吱吱"声。④钩割完毕，即可出针（出针时应将针体恢复到进针时的角度，使针尖部分顺针孔而出，这样可减少皮损）。⑤出针后立即用棉球按压针孔，创可贴外贴。

3.5.10 操作要领

临床施用锋钩针要求手法熟练，双手协作，全神贯注，操作要做到准、快、达三字诀。

(1)"准"即定位准确

定位，是指根据病情辨证施治选择欲针刺的腧穴或部位。腧穴是人体脏腑经络之气输注于体表的特殊部位，为经气转输所居活动之处，既是疾病的反应点，也是锋钩针施术之处。定点准确与否，直接关系到疗效好坏。因此，应当仔细地、反复地寻找其病所或疼痛反应点，以及"主其病"的腧穴。如何准确定位？"揣而寻之，凡点穴，以手揣摸其处"。一般采用拇指按压，根据患者肢体局部的病情和患者对按压感觉的反应，确定针刺的部位。按压时指力应均匀，并作反复比较，仔细核对。部位确定之后，用锓针按压标记。

(2)"快"即进针快捷

锋钩针进针要求轻快、敏捷。右手持针，在左手配合下，对准选定腧穴（部位），在患者不注意的情况下将针尖瞬间刺入皮下。由于进针的速度飞快，动作轻捷，故患者往往无明显疼痛感觉。临床中必须反复练习指力、手法，熟练掌握无痛进针的技巧。因为少数初诊患者难免出现紧张心理，若进针不痛，将为以后的治疗创造有利的条件。

(3)"达"即针刺到位、刺激充分

采用锋钩针钩割疗法治疗病位在里的疾病时，不可盲目施法，随意出针，必须待针刺入深达病位方可施以反复钩割、提插、推刮等手法操作，直至局部完全松解，手下无紧滞感方可出针，否则将不会取得满意疗效。

3.5.11 疗程

治疗急性病一般2~3次为一个疗程，2~3天治疗一次；治疗慢性病，一般3~5次为一个疗程，每周治疗1~2次。例如急性扁桃体炎，治疗1~2次即可痊愈。颈椎及腰椎骨质增生、肩周炎、鼻窦炎等，每周治疗1次，3次为一个疗程。

3.5.12 注意事项

1）做好患者的解释工作。

2）熟练操作，减少疼痛。

3）合理选择适应证，严格掌握禁忌证。

4）异常情况的处理与预防：临证须谨慎操作，避免晕针、滞针、折针、血肿、创伤性气胸等异常情况出现，一旦出现异常情况必须及时对症处理。

4 员利针

4.1 针具

4.1.1 针具规格

柱形员利针，长度为6cm，不锈钢，相当于22#~26#毫针，直径1.5mm，尖圆锐，松针形。鉴于员利针作用有限，特增加磁性和温热的作用，增加其特性，作如下改革：员利针针体长10cm，分针体与针柄两个部分。针体长6cm，可分为针身与针尖两部分。针身直径1.5mm，针尖为尖而圆的松针形。针柄由金属丝缠绕而成，长4cm。（图8）

图8 员利针

4.1.2 针具检查与保养

使用前检查针尖是否有毛钩，针身是否有锈迹，针柄是否有松动；保护针尖不受损，滞针手法中注意保护针体，出针时小心牵带出肌纤维组织，出针后清理干净。

4.2 功效

松筋通络，蠲痹止痛。

4.3 适应证

1）腰腹部各种慢性软组织损伤引起的顽固性疼痛。如腰三横突综合征，腰椎间盘突出症、坐骨神经痛，梨状肌综合征等。

2）神经系统疾病。如偏瘫、截瘫、小儿麻痹后遗症、三叉神经痛、吉兰-巴雷综合征等。

3）运动系统疾病。风湿及类风湿关节炎、强直性脊柱炎、脊柱关节病、骶髋关节炎、股骨头坏死、膝关节骨性关节炎等。

　　4）消化系统疾患。急慢性胃炎、肠炎、胃下垂等。

　　5）泌尿生殖系统疾患。泌尿系感染、前列腺炎、闭经、遗精、阳痿等。

4.4　禁忌证

　　1）一切严重内脏病的发作期。

　　2）施术部位有红肿、灼热，皮肤感染，深部有脓肿者或肌肉坏死者。

　　3）施术部位有重要神经血管，重要脏器而施术时无法避开者。

　　4）患有血友病者或其他出血倾向者。

　　5）体质极度虚弱者，在身体有所恢复后再施针。

　　6）血压较高，且情绪紧张者。

　　7）糖尿病血糖控制不良者。

4.5　技术规范

（1）持针法

　　右手拇、食、中三指持捏针柄，左手拇、食、中指中指置于针身下部，微露针头。（图9）

图9　员利针持针法

（2）患者体位

　　据施术部位选取，以利于操作且患者舒适为原则。参照火针疗法体位选择方法。针刺穴位的顺序是自上而下，若一个患者须采用三种体位时，先针背部，再针侧部，后针腹部。即先请患者俯卧，再侧卧，最后取仰卧位。对初诊惧针的患者，可先针刺其不易看到的穴位，如腰部或臀部的穴位，以避免患者紧张。此外，在特殊情况下，应根据当时的具体情况，周密考虑，然后再决定如何操作。总之，以减轻患者痛苦，免除其紧张，而又便于施术操作为主。

（3）定位

锟针点压定位。

（4）消毒

1）针具：高温高压消毒塑封备用。

2）针刺部位：酒精棉棒擦拭消毒。

（5）进针法

1）双手扶持进针：刺手执针，使针尖抵触穴位，然后押手配合，利用指力和腕力，压捻结合，迅速刺过表皮。

2）进针角度：①垂直90°。②斜刺45°。③沿皮刺（横刺或平刺）15°，透穴或皮层。

3）进针深度：根据年龄、形体、部位、病情、反应等条件决定。

（6）得气与行针

1）得气也称针感，是指针刺入腧穴后所产生的经气感应。医者会感到针下沉紧，患者则感觉酸、麻、胀、痛或蚁行、水流、触电、冰释感以及凉、热、痒、肿等感觉，这种感觉可在局部，也可沿着一定方向与部位传播、传导。

2）手法：提插、捻转是基本手法；辅助手法是循法，刮柄法，弹柄法，搓柄法，摇柄法，震颤法，还有其他许多补泻手法。员利针进针后，一般即有较强的感觉。若需强刺激可提插1～2次，针刺后有一种放电感效果最佳。如用于肌肉萎缩病人，可用卷肌提插法，即针刺入后，针体向一个方向捻转，以转不动为度。此时肌纤维已缠住针体，然后上下提插数次。提插2～3次为中度刺激，留针不提插为弱刺激。

（7）针刺原则

视患者体质、病情、部位等灵活采取针刺方法。

1）肌肉丰隆处如臀部宜深刺。肌肉浅薄处和深部有重要脏器的部位如头颈、背部、胸腹部宜浅刺或沿皮刺。

2）对各类麻痹、瘫痪、急性病宜用强刺激不留针。对于慢性病宜留针而不加大刺激。

3）对神经反应迟钝的人宜强刺激，对神经敏感者则宜弱刺激，快速刺入即可出针。

（8）出针

达到针刺目的即可出针，出针时应以挤干的酒精棉球按揉针孔，以免出血。对于实热症不可按压，使其放出少量血液则效果更佳。

（9）施针方法

五步施针：分破皮、刺入、得气、出针、按压，一般须双手进针。应用时视患者体质、病情、部位等灵活采取针刺方法。肌肉丰隆处如臀部宜深刺。肌肉浅薄处和深部有重要脏器的部位如头颈、背部、胸腹部宜浅刺或沿皮刺。对各类麻痹、瘫痪、急性病宜用强刺激不留针。对于慢性病宜留针而不加大刺激。对神经反应迟钝的人宜强刺激，对神经敏感者则宜弱刺激，快速刺入即可出针。腰背臀部腧穴一般留针20分钟，其他穴位均采用强刺激不留针。

（10）疗程

隔日1次或1周2次，5次为1疗程，2个疗程间休息3天。

（11）注意事项

1）熟知解剖知识：员利针异于毫针，它对机体组织破坏性较大，因而需要掌握人体各部的形态结构、熟知解剖学知识，以免发生意外。

2）严格消毒：由于员利针需要扶持进针，同时损伤皮肤、组织面积较大。如消毒不严，易导致感染而引起不良后果。

3）避免刺伤大动脉与大静脉：在静脉与动脉显露处或表浅处应注意避开而进针。深刺时若刺中血管，病人觉针下剧痛或针体有跳跃感应立即停针不动，再将针慢慢提起，压迫针孔片刻。

4）避免刺伤内脏：胸背部易伤内脏的穴位禁深刺。腰部亦不宜深刺，免伤肾脏。针刺上腹部穴要检查肝脾是否肿大，针刺下腹部穴位时需排空小便。

5）防止晕针：由于员利针刺激强烈，加之针粗又易使患者产生恐惧，因而发生晕针的可能性也较大。因此，要事先注意病人的体质、神态，了解病人对针刺反应的耐受力。特别是对初次治疗的病人，要了解以前的治疗情况。对精神紧张的体弱病人宜做好解释工作，手法适当减轻，并尽量采用卧位。对饥饿、大汗、大泻、大吐、大出血及过度疲劳者应禁针。

6）遗留针感：员利针刺激比较强烈，出针后易遗留较强的酸胀感和牵引感，这种现象可逐渐消失。

7）局部红肿：若出现局部红肿，微量出血或针孔局部小块青紫，一般为刺破局部小血管所致，不须处理可自行消散。如局部青肿，疼痛较剧，可在局部按摩或热敷以助消散。

5 梅花针

5.1 针具

（1）针具规格

属于浅刺针具，称为皮肤针。分针体、针座、针柄三部分，针体为七枚不锈钢针嵌于针座内，针尖由传统的尖锐改为钝尖，避免了叩刺时皮肤产生刺痛。针座由金属制成，镶嵌固定针体，由螺丝扣与针柄相连，便于更换。针柄为尼龙制成，具有良好弹性。由两节组成，便于拆装。（图10）

图10　梅花针

（2）针具检查与保养

1）治疗前要检查针尖，如出现针尖弯钩现象，轻则自行修针，重则换用新的针头。

2）每次治疗完毕后，要将梅花针针头清理干净，置于酒精灯外焰烧灼消毒后存放备用。尤其是在中重度手法叩刺后，要将针体中皮肤碎屑毛发、血迹等清理干净后再烧灼消毒。

5.2 功效

疏通经络、调和气血、防病保健。

5.3 适应证

（1）内科、儿科病证

头痛，偏头痛，腹痛，胃脘痛，急性腹泻，急性细菌性痢疾，便秘，呃逆，恶心，呕吐，神经麻痹，痉挛，胃及十二指肠溃疡，消化不良，肠易激综合征，阳痿，早泄，遗精，感冒，中暑，高血压病，冠心病，阵发性心动过速，甲状腺功能亢进，风湿性和类风湿性关节炎，神经衰弱，咳嗽，支气管哮喘，尿频，小儿麻痹后遗症，遗尿等。

（2）神经、精神疾病

单纯性晕厥，神经衰弱，面神经炎，面肌痉挛，坐骨神经痛，脑血管意外后遗症，多发性神经炎，肋间神经痛等。

（3）外科、妇产科病证

急性扭挫伤，腰痛，肩关节周围炎，颈椎病，落枕，肌肉扭伤，骨折迟缓愈合，淋巴结炎，淋巴结核，腱鞘炎，急性单纯性阑尾炎，单纯性胆囊炎，手术后腹胀，手术后及产后尿潴留，急性乳腺炎，月经不调，带下病，痛经，绝经前后诸症，功能性子宫出血等。

（4）五官科、皮肤科及其他

鼻炎，耳鸣，听力减退，神经性耳聋，牙痛，近视，屈光不正，麦粒肿，视神经萎缩，急性扁桃体炎，脱发，神经性皮炎，丹毒，多汗症，皮肤瘙痒症，单纯性肥胖症，脂肪瘤，气功偏差以及许多老年疾病等。

5.4　禁忌证

1）对急性传染性疾病或炎症急性期不宜单独采用。

2）严重器质性疾病，重度贫血症及严重心脏病，癌症晚期者不宜使用。

3）叩刺后容易引起出血的疾病，如血友病，血小板减少性紫癜，过敏性紫癜应禁用。有内脏出血，如咯血、吐血、衄血、尿血、便血和外伤性大出血疾病，应避免叩刺出血部位，以防叩刺后加重出血。

4）各种骨折，在未经修复固定之前或整复固定之后骨痂未形成时，避免在患部叩刺，可在患部附近轻手法叩刺。

5）妇女怀孕期应慎用，有习惯性流产史的孕妇尤应慎用。

6）各种皮肤病、疖肿、疮疡，应注意患部叩刺方法，以免病势扩散。

5.5　技术规范

5.5.1　持针法

以右手食指直压在针柄上，使针体与食指指腹平面垂直，其余四指以适当的力量握住针柄，针柄尾端固定在大陵穴前一横指处。（图11）

注意：握持针柄不能过紧，亦不可过松。过紧会使腕关节肌肉紧张，影响其灵活性；过松则针柄左右摆动。针体与食指指腹平面时刻保持垂直。叩刺时针尖也时刻与皮肤垂直，否则会划破皮肤，不能达到预期的治疗效果。

图 11　梅花针持针法

5.5.2　体位

头部经穴选取坐位，面部经穴、任脉、手三阴、手三阳、足阳明、足少阳经穴选取仰卧位，督脉、夹脊穴、足太阳经穴选取俯卧位。

5.5.3　消毒

1）针具：新九针梅花针一般是将针尖置于酒精灯外焰上灼烧数秒，即可彻底消毒。

2）叩刺部位：叩刺部位一般用 75% 酒精或以碘伏消毒。特别是重叩放血时，要以碘伏彻底消毒，以防感染。

5.5.4　刺法

"一虚一实弹刺手法"。"一虚一实"即作两次叩刺动作，针尖只接触皮肤一次，中间空弹一次；"弹刺"指叩刺时针尖接触皮肤后，本身会产生一种反向作用力，而在此时顺势敏捷抬腕提针，使针尖在瞬间接触皮肤层即刻提离皮肤。

1）叩刺时针尖着落要平、稳、准。平，是指针尖与皮肤在叩刺时必须是垂直接触，7 个针尖务必全部着落皮肤；稳，就是针柄不可摇摆，落针要稳当，提针要敏捷；准，就是一定扣准预定的部位。

2）一定要一虚一实弹刺，绝不能慢，压刺，斜刺或拖刺等。

3）叩刺时的力量，应来源于腕部。肘要平，不可用肘部力量，否则叩刺时可见幅度大而笨拙，没有梅花针叩刺的轻灵。

4）叩刺频率不应过快或过慢。根据不同刺激强度，每分钟可叩刺 70～100 针（次）；每个刺激点一般叩刺 5～15 针；一般连续叩刺 30～50 针，中间间歇 20～30 秒，给患者一个缓冲时间，否则疼痛难忍。

5.5.5 诊断法

主要运用穴位诊断法。

(1) 穴位的阳性反应

1）穴位敏感压痛。指掐切按压时，出现不同于正常轻微的酸、麻、憋胀等感觉的异常压痛。

2）穴位圆形结节。为圆形或椭圆形物体，大小软硬不一，大的如蚕豆，小如砂粒，通常以黄豆、绿豆大小居多，多与周围组织粘连，活动性小。软硬程度不同，中等硬度居多，按压时多有酸痛感。

3）穴位条索状物。长短粗细不一，长的可达 10cm，质软，触摸时多呈中等硬度，边缘清楚，用力按压，有过敏感或酸、痛、麻、木等不同反应。

4）穴位泡状软性物。一般呈圆形、椭圆形或长形，有些似短的条索状物，质软。触摸时有海绵样感觉，内似有气泡而滑动，无阻力或阻力很小，类似皮下气肿等特征。

(2) 穴位阳性反应的检查方法

1）按压法：用拇指或食指在穴位上进行触摸按压，以发现敏感压痛或阳性反应物，同时要询问患者的感觉及观察患者的面部表情（如患者皱眉眨眼则表示按压穴位有明显的疼痛），按压力量按由轻到重施用，但不可用力过大，以免造成假阳性反应。

2）推摸法：用拇指或食指指腹在患者身上沿经络循行线方向向前推摸，以发现阳性反应，发现异常时，应停止推动，反复在该处仔细触摸，以确定该穴位是否真的有阳性反应。

3）提捏法：用拇指，食指及中指呈钳状提起皮肤，揉捏皮肤及皮下组织，以发现该处的阳性反应及反应物。注意检查时应根据局部组织的厚薄，采用不同的力量，并且要与对称部位相对比。

(3) 穴位诊断方法

首先让病人采取合适的体位，暴露检查部分，然后应用上述检查方法，按次序检查穴位。一般可先背部、腹部，然后检查颈部及四肢，记录有阳性反应的穴位。并将其分析归纳，再结合其他的诊断方法，即可确诊。重点检查背部脊柱两侧经穴，因五脏六腑背俞穴会聚于背，而背俞穴有阳性反应，查出阳性反应物，可直接诊断脏腑有病变，但要完全确诊需结合其他诊断方法。如病人的肺俞、中府、孔最有阳性反应，询问病史，患者久患咳嗽、咳痰，冬重夏轻，由此再结合舌脉可诊为慢性支气管炎。

5.5.6 刺激强度

叩刺时应根据患者的不同病情、体质、年龄，以及刺激部位等灵活运用不同强度的刺激手法。一般可分为四种刺激强度，即轻度、中度、重度手法和重度点刺手法。（见表1）

表1　新九针梅花针刺激强度表

强度 指标	轻度手法	重度手法	中度手法	重度点刺法
操作	腕力轻，节奏轻快	腕力重，节奏较慢	轻，重度手法之间	重度手法为主
标准	皮肤略有潮红	皮肤明显潮红，微出血	皮肤明显潮红，无出血	叩刺部位出血
部位	头面部	背、臀、四肢、局部麻痹点	除头面部外，一般部位均可	十二井穴，阿是穴
年龄体质	老弱儿童	青壮年，体质强者	一般均可	青壮年
适应病证	虚证久病	实证新病	酌情而定	外伤，瘀血肿痛，昏仆等

5.5.7 补泻法（见表2）

表2　新九针梅花针补泻法

分类 方法	迎随补泻法	轻重补泻法	综合补泻法
补法	顺经脉循行方向叩刺	轻度手法叩刺	顺着经脉循行路线方向，采用轻度手法叩刺
泻法	逆经脉循行方向叩刺	重刺激手法叩刺	重刺激手法逆着经脉循行方向叩刺
平补平泻法	循行路线上来回叩刺	中度刺激手法叩刺	中度刺激手法，在经脉循行路线上来回叩刺

5.5.8 叩刺法

梅花针的叩刺方法，一般分为循经叩刺、循经选穴叩刺、局部叩刺、腧穴叩刺法四种。四种叩刺法，可单独应用，亦可结合起来综合应用，总之是根据病情及患者的体质酌情而定。

（1）循经叩刺法

沿经脉循行线叩刺的一种方法，可根据不同病情选取一条或数条经脉进行叩刺；也可选取一条或数条经脉之其中一段或几段进行叩刺。常用经脉有：

1）头部：督脉、太阳经、少阳经。

2）背部：督脉、太阳经。

3）腹部：任脉、阳明经。

4）四肢：肘膝关节以下诸经。

（2）循经选穴叩刺法

依循经叩刺法，循经叩刺并选择一些重点治疗穴位，叩刺次数和强度适当增加。如叩刺督脉时，我们可以重点叩刺腰阳关以增强强腰止痛之功。除一般循经选穴外，临床治疗常用夹脊穴，以往将其归于经外奇穴。但新九针理论认为，不论按其部位还是主治功能，夹脊穴都应归属于督脉。根据督脉统领诸经，作为督脉的夹脊穴可治疗五脏六腑四肢百骸的病变。如治疗上肢和胸肺疾病，可在叩刺督脉时重点叩刺颈胸夹脊穴。全身性疾病，一般要叩刺背部夹脊穴，以增强疗效。

（3）局部叩刺法

在病变局部或阳性反应区，反应物局部叩刺的一种方法。

1）对阳性反应物的叩刺法：叩刺阳性物时，首先要摸清阳性反应物的大小、质地、范围、深浅及起止和走向等情况。然后术者可以用左手拇指或食指将其固定。在其表面皮区及周围，采用较重手法密刺。对条索状物要注意其起止两端一定要重叩。

2）对阳性反应区的叩刺法：阳性反应区是指酸、痛、麻、木区域。治疗时多用重度手法密刺。

3）对疼痛或酸痛区的叩刺：对此区叩刺，应先找到其最痛的反应点，然后以该点为中心（重点叩刺）如水波纹状一圈一圈向外叩刺，当接近正常区域时，转为中度刺激手法，到正常区域时降为轻度手法，再叩 1～2 圈。然后再反向由正常区域一圈一圈再叩刺到中心，如此反复 3 次，完成治疗。

4）对麻木区的叩刺：对此区首先确定区域的几何中心，以此点向外放射状叩刺，要叩到正常皮肤再叩刺 1～3 针，然后反向由正常区域到中心点，如此反复 3 次，完成治疗。还可与疼痛区叩刺方法相结合叩刺效果更佳。

5）对皮疹，皮炎等皮肤病变区域的叩刺一定要从好的正常的皮肤叩刺到病变的部位中心。一般从皮损边缘外 0.3～1.0cm 处（病变皮损范围越大，越要靠外，多叩刺一些正常皮肤）。以中、重度手法叩刺，以病损几何中心为中心点，先叩刺正常皮肤1～3遍，再进入皮损区如水波纹样一圈一圈叩刺到中心点，再反向叩刺到皮损边缘，如此3遍。注意叩了皮损区就不能再叩正常皮肤，以免扩大皮损范围。同样消毒时一定要从正常皮肤到皮损区，不能反了，这与常规的消毒方法不同。

（4）腧穴叩刺法

是根据不同的病情，选用相应的腧穴进行叩刺。每个穴位叩刺范围，因人而异，因部位而异，一般在0.5～2cm直径圆形范围内。叩刺时手法由轻中度手法开始，叩刺10～20针（次），患者适应了再加重刺激强度，再叩刺30～50针（次）。

5.5.9 配穴原则

（1）常规调督

即常规叩刺督脉的原则。主要体现在叩刺夹脊穴，对于身体虚弱者可全经叩刺，以循经叩刺法强身健体，若某一系统或部位有疾病，可以循经选穴叩刺法，重点叩刺相应夹脊穴。

第1～4颈椎：主治眼，鼻，耳，舌等头面五官疾病。

第5～7颈椎：主治咽，喉，扁桃体，甲状腺，食管，颈部淋巴结等颈咽部疾患。

第1～5胸椎：主治心肺疾患，上肢及局部病变。

第5～8胸椎：主治胃，十二指肠，脾脏疾病。

第8～10胸椎：主治失眠，眩晕，肝胆，胰疾患。

第10～12胸椎：主治胃肠疾患。

第12胸椎～第2腰椎：主治肾，泌尿系统疾患。

第1～5腰椎：主治下肢疾患。

骶部：主治生殖疾患，直肠病变。

（2）辨证取穴

在中医经络辨证的基础上选取相应的经脉和穴位进行循经选穴叩刺或穴位叩刺治疗。如胃脘痛，我们就选足阳明胃经及足三里、中脘、天枢穴治疗，还可选取足太阴脾经、手厥阴心包经等治疗。

（3）重点叩刺阳性反应点、区、物

我们通过前面的检查方法，查出许多阳性反应点、区、物。这些阳性反应点等正是疾病的外在表现，通过叩刺这些反应点，能明显缓解症状，进而治疗疾病。所以重点叩刺阳性反应点、区、物是梅花针配穴的基本原则。

5.5.10 疗程

根据病情和患者的耐受力、一般每日或隔日治疗一次，10 次为 1 疗程。两个疗程之间休息 5~7 天。慢性病多隔日治疗 1 次，急性病 1 日可施治数次，直至病情稳定。

5.5.11 注意事项

1）治疗前一定要全面检查，准确诊断，方可施治。

2）治疗前患者要适当休息放松，一定不可空腹、饥饿、过劳、大怒，否则不但影响疗效而且可能出现新的变化。

3）治疗前一定要检查针具是否完好，不可因针具不好给患者增加痛苦。

4）治疗时，所选经穴一定要消毒且到位。以免感染和交叉感染。

5）治疗后，患者皮肤会潮红，甚至可见略肿起如丘疹，还可见到出血或不出血而皮下有瘀血的现象，这些都是正常现象，要提前告知患者，以免误解。

6 磁圆梅针

6.1 针具

（1）针具规格

1）针体：又分为针身与针头两部分。针身中部为圆柱形，两端形成一定锥度；针头连接于针身两端，其中一端为绿豆大的球形，名曰"磁圆针"，另一端形似梅花针针头，名曰"磁梅花针"。

2）针柄：针柄分两节，两节间由螺旋丝口衔接，前节较细，长 12cm；后节较粗，长 10cm。针体与针柄由螺旋丝口连接成 T 形。（图 12）

图 12　磁圆梅针

（2）针具检查与保养

1）检查：检查针头、针柄螺丝口是否有松动。

2）保养：①严防摔、碰、撞，勿受高温、高压，以保护磁块。②针头部分勿着水生锈，要保持干燥。

6.2 功效

疏经活络，调和气血，平衡阴阳，祛邪扶正。

6.3 适应证

1）内科病证：胃下垂，急、慢性胃肠炎，慢性肠炎，泄泻，神经衰弱，动脉硬化等。

2）外科病证：软组织损伤，肩周炎，颈椎病，蚊虫叮伤，跌打损伤所致血瘀肿痛，静脉曲张，鹅掌风，风湿、类风湿性关节炎，肱骨内、外上髁炎，脱肛，神经性皮炎等。

3）妇科病证：子宫脱垂、不孕症等。

4）儿科病证：小儿腹泻、小儿遗尿等。

5）耳鼻喉科病证：耳鸣耳聋。

6）保健：防病健体，乌发美容等。

6.4 禁忌证

1）患有血友病者或其他出血倾向患者不宜重叩。

2）孕妇不宜使用。

3）体内植入金属者禁用，如起搏器植入者。

4）施治部位有皮肤感染，肌肉坏死者禁用。

5）施治部位有红肿、灼热或深部有脓肿者禁用。

6.5 技术规范

6.5.1 持针法

以右手拇、食指握持针柄中部，中指、无名指轻握针柄后部，小指轻托针柄末端，使虎口向内，针头垂直。（图13）

图13 磁圆梅针持针法

6.5.2 体位

同梅花针。

6.5.3　消毒

1）针具：酒精擦拭消毒。
2）针刺部位：酒精擦拭消毒。

6.5.4　刺法

手臂悬空，右肘屈曲为90°，以腕部运动形成主要的叩击力量，同时运用中指、无名指、小指的撬力。腕力与指力两者巧妙配合，灵活"弹刺"。

6.5.5　刺激强度

1）轻度手法标准：局部皮肤无明显改变，叩刺时仅有振动感。
2）中度手法标准：叩击至皮肤潮红，第2天皮下有黄青色斑点。
3）重度手法标准：叩时皮下痛感明显，叩后皮下出现黄青色斑点，随即转为青紫色斑点。

6.5.6　补泻手法

（1）迎随补泻法
"迎而夺之"为泻，即逆经脉循行方向叩刺为泻；"随而济之"为补，即顺经脉循行方向叩刺为补；沿经脉来回叩刺，为平补平泻。

（2）轻重补泻法（徐急补泻）
虚证轻叩为补，实证重叩为泻，中度手法叩刺为平补平泻。

（3）取穴补泻法
配合辨证取穴及轻重补泻综合实现。比如头晕面赤，血压高属实证。当取肾经涌泉穴重叩。脾虚泄泻，当取天枢穴（双）、水分穴、足三里（双）、气海（双）、梁丘（双），轻叩。

6.5.7　临床常用叩刺方法

（1）经脉叩刺法
单纯循经脉走行叩刺经脉。可视病情叩刺一条或数条经脉，也可叩刺一条或数条经脉中之一段或几段。

（2）穴位叩刺法
单纯叩刺腧穴。一般来说主穴可重叩或多叩，配穴则轻叩或少叩。

（3）循经取穴叩刺法
经脉叩刺与穴位叩刺相结合。沿经脉走行线找穴叩刺，并重点叩刺有关的重要穴位（主穴）。

（4）局部叩刺法

叩刺患部或患部周围，如皮肤病等，由外周向中央叩刺，至皮屑脱落充血为度。

（5）穴位按压法、磁感应法

以磁圆针头按压穴位，感应磁场。

6.5.8 操作要领

1）基本手法：每个穴位一般以叩击 5～20 下为准，频率的快慢、手法的轻重，要看穴位处肌肉肥厚和薄瘦来定。

2）辨证施治：结合病人体质情况施治，决不能生搬硬套。视不同病证，所属经脉辨经取穴，在其主穴采取重叩，配穴用轻叩手法。里病宜重叩，表病宜轻叩。无论久病、新病，叩击时都应该以得气为主。

6.5.9 疗程

每日 1 次，5 次 1 个疗程。

6.5.10 注意事项

1）每个穴位一般以叩击 5～20 下为准。

2）频率的快慢、手法的轻重，要看穴位处肌肉肥厚和肌肉薄瘦来定，关节部位及肌肉比较削薄的位置应轻叩或不叩。

3）叩刺时手法应由轻到重，以自身能够耐受为度，手法不可过重，引起不良反应。

4）要视不同病证，所属经脉辨经取穴，在其主穴采取重叩，配穴用轻叩手法。

5）如叩击后体表出现青紫斑，切勿惊慌，不需处理，数天后自行消失。有些病症叩出斑变反而可加强疗效。

6）临床应用各种叩刺方法即可单独应用，也可配合应用。

7 鍉针

7.1 针具

（1）小鍉针

总长 12cm，分针体与针柄两部分，针体长 3cm，耐高温金属材料制作，分针身与针头两部分。体末端延伸为绿豆大小的球形针头。连于针柄处固定在针柄上。针柄长 9cm，优质木材或现代绝热材料制成。（图14）

图 14　小鍉针

（2）火鍉针

除针头较为小鍉针增加 2～3 倍外，余均与小鍉针同。（图15）

图 15　火鍉针

（3）大鍉针

总长 19cm，两端呈圆柱形，长度分别为 5.5cm 和 3.5cm。大、小两头，直径分别为 1.2cm 和 1cm，由不锈钢材料制成。（图16）

图 16　大鍉针

（4）长鍉针

针长 10cm，前端有直径为 0.3cm 的圆头，不锈钢制成。（图17）

图 17　长鍉针

7.2 功效

点穴通经，祛病生新，美容。

7.3 适应证

1）内科疾病：哮喘、慢性胃炎、慢性结肠炎、便秘、性功能障碍、失眠、头痛等。

2）外科疾病：风湿、类风湿关节炎、软组织扭伤、小血管瘤、疣赘、色素痣、老年斑、外痔、久不愈合溃疡面、肛裂、瘘管、颈部淋巴结核等。

3）妇科疾病：痛经、宫颈糜烂、阴道炎等。

4）儿科疾病：小儿疳积、腹泻、消化不良等。

5）其他杂病：慢性咽炎、扁桃体炎、复发性口腔溃疡等。

7.4 禁忌证

1）急性以发热为主的疾病，危重症患者及孕妇慎用。

2）疲劳过度，饥饿和精神紧张的病人不宜采用。

3）身体极度虚弱的患者，当慎用。

4）严重的心脏疾病禁针。

5）糖尿病血糖控制不良者、瘢痕体质者不宜用火镍针法。

7.5 技术规范

7.5.1 持针法

以刺手拇、食、中三指持钢笔姿势，紧握针柄，然后在选定的穴位或阳性反应点按压、点揉，以取得针感为度，也可以点痕做标记（图18）。另一种持拿方法是以刺手横握针柄，拇食指用力捏持针柄前部，循经刮摩皮肤，以潮红或出现红疹为度。

7.5.2 操作方法

(1) 冷镍针刺法

1）治疗刺法：在选定的部位、穴位、或刺激点等处按压片刻。针柄与皮肤

图18　小鍉针持针法

呈80°左右角，作小幅度旋转，形成明显凹坑，出现针感为度。一般多用于内科、儿科病症如小儿疳积、腹泻、消化不良等，以及某些外科病证如关节损伤、软组织扭伤等。

2）穴位标记法：初学者标记穴位使用。用鍉针在将要使用其他针刺工具刺激的部位用力按压，使将要被针刺处的皮肤形成明显凹坑，作为针刺标记。尤其适用于初学火针者在施火针前进行穴位标记。

3）用于寻找压痛点、疾病反应点、阿是穴点，如肩周炎、腱鞘炎、足跟痛、网球肘的治疗前选穴。

（2）火鍉针刺法

1）单纯火鍉针刺法：将火鍉针针头根据需要在酒精灯上烧1~2分钟，至针头发热或微红，在特定刺激点灼刺或患处局部烙烫。常用于一般外科病证如小血管瘤、疣赘、色素痣、老年斑、外痔、久不愈合溃疡面、肛裂、瘘管等。

2）火铍针-火鍉针联合刺法：先用火铍针迅速烙割病变组织，以切割至皮肤相平为度，然后以火鍉针烙烫、修补结痂、产生强化止血作用。常用于皮肤赘生物，高凸的疣、瘤、瘊等。

3）火鍉针隔药膏温灸法：鍉针烧热，隔伤湿止痛膏或麝香虎骨膏等药膏点灸穴位或患部，接触药膏1~2秒，观察膏药颜色变化，切勿烫伤皮肤。施用于风寒湿痹证、风湿、类风湿关节疼痛者，仿艾灸方法但较艾灸有无烟雾、无污染之优势；仿火针但较火针作用力度大，不直接刺激皮肤且合并有药物作用。

（3）大鍉针操作方法

1）适应证：主要用于治疗妇女宫颈糜烂、阴道炎等。

2）持针法：以右手拇、食、中指握针之较细一端。

3）施针方法：暴露术野并常规消毒，揩去阴道分泌物。将针粗的一端，在酒精灯上烧至80℃左右，烙灼宫颈糜烂处，阴道炎者，烙灼阴道壁即可。

（4）大头火锃针操作方法

1）适应证：主要用于治疗扁桃腺炎或化脓性扁桃腺炎、咽炎、咽后壁滤泡。

2）持针法：用中、食指夹住针柄，拇指指腹压在针尾端。

3）施针方法：让患者张口，并发"啊"音。医者左手持压舌板压患者的舌根部，右手持针，在酒精灯上将针头烧 1 ~ 2 分钟左右，将针迅速伸进口腔，对准化脓或肿大的扁桃腺，或咽后壁的滤泡，快速滑烙，使局部黏膜变白后出针。

（5）长锃针操作方法

1）适应证：主要适用于肛瘘的治疗。

2）施针方法：用时先将针伸入瘘管，探明管的深度、内口或盲端的位置，然后在酒精灯上将针烧至 80℃ 左右，伸入瘘管烙烫。亦可将针退至瘘管外口（不完全退出），左手持酒精灯直接烧针体，烧热后右手再送针体深入，可反复数次操作，直至瘘管组织完全破坏。

7.5.3 疗程

冷锃针刺法每日 1 次，10 次 1 个疗程；火锃针刺法以知为度，多 1 ~ 2 次即可。

7.5.4 注意事项

1）锃针点穴法一般作为其他新九针疗法治疗前的辅助方法，有标记定位、激发经气功效。

2）冷锃针刺法多用于因糖尿病等疾病不宜针刺者或针灸不耐受者，如体弱或小儿。

3）火锃针应用时，必须掌握好烧针的度。针头未放置于酒精灯外焰、烧针时间过短都有可能导致针头温度低，对病变组织烧灼不到位，疗效不佳；而烧针时间过长又可能导致对病变组织过度烧灼，造成不必要损伤。

4）火锃针局部烙刺时，还须掌握好治疗面积设定，一般以不超出病变范围为宜。

8 镵针

8.1 针具

(1) 针具规格

分针体与针柄两部分，针柄以木材或现代绝热材料等制成，长 10cm，圆柱形，笔体粗。针体为耐高温金属制作，便于高温烧灼，不变形，不退火，长 4cm 末端 0.5cm 菱形锋利针头，针头部锋刃可随时修磨，保持锋利。(图 19)

图 19　镵针

(2) 针具检查与保养

1）检查：治疗前应先检查针具，如镵针针刃变钝应及时打磨后再使用。

2）保养：最好选用高温高压消毒法消毒针具，以保持其针刃锋利度，增加针具使用寿命。每次使用完后要及时将针刃清理干净。

8.2 功效

浅刺肌表，泻散阳热，美容。

8.3 适应证

1）内科疾病：感冒、慢性胃炎、胃溃疡、周围性面神经麻痹等。

2）皮肤科疾病：丝状疣、湿疹、黄褐斑、痤疮、脓疱疮等。

8.4 禁忌证

1）严重的感染、溃疡和创伤部位慎用。

2）瘢痕、恶性肿瘤、严重的静脉曲张部位禁用。

3）凝血功能障碍性疾病患者禁用。

4）施术部位有重要神经血管而施术时无法避开者禁用。

5）高血压、糖尿病患者血压血糖控制不良者禁用。

6）情绪高度紧张、体质极度衰弱或过度疲劳者慎用。

8.5 技术规范

8.5.1 持针法

使用时，右手拇指、中指、食指三指持笔势捏持针柄。（图20）。

图20 镵针持针法

8.5.2 体位

据施针部位选取坐位、卧位。

8.5.3 消毒

1）针具：高温、高压消毒，塑封备用或酒精灯烧灼消毒。

2）针刺部位：碘伏或安尔碘擦拭消毒。

8.5.4 操作方法

（1）划割法

在选定部位划割，以微出血为度，常用划割部位和方法如下：

1）口腔黏膜划割法：以针头部锋刃，在口腔内颊黏膜的横形条索状白斑或紫斑上进行垂直划割，割至血出为度。每针划割长度以1cm左右为准。可根据条形斑之长度酌情决定所划割之针数。此法适用于多种胃肠疾患，面神经麻痹等。

2）耳壳划割法：耳部穴位划割以针尖轻微划割耳内侧、背侧之穴位。可按耳穴定位选取划割部位，每次以3~5穴（处）、微出血为度。耳背静脉划割用针尖轻微划割耳背静脉，以稍出血为度。一般一次划割2、3处浅静脉。以上耳壳划割方法适用于治疗某些皮肤疾患（如湿疹、黄褐斑等）。

3）背部俞穴划割：即在背部俞穴进行划割，如在治疗外感风邪所致的疾病时，可选取背部足太阳经穴、督脉经穴划割。

（2）切割法

1）体表赘生物切割法：治疗体积较小的赘疣，可以左手持止血钳或镊子将赘生物提捏，右手持镵针在酒精灯上烧红，迅速在赘生物根部横向切割，再辅以火锃针、三头或平头火针等局部烙刺以彻底根除。

2）痈疡脓疱切割法：对已化脓的痈肿疮疡即脓疱疮等，可用镵针直接割治排脓或镵针酒精灯上烧红后割治排脓。操作时应以镵针针头前两个针刃中任意一面作为切割治疗面。

8.5.5 疗程

划割法1周1次，3~5次为1疗程。切割法一般1次即可。

8.5.6 注意事项

1）运用划割法时，应把握好划割深度与力度。一般宜划破表皮出血为度，不宜过深，否则可有引发皮肤感染、口腔溃疡之虞。

2）运用切割法切割赘疣，针要烧红，操作迅速，尽量一次性完成，并且操作位置要略高于正常皮肤表面，再以火针修补，否则位置过深会损伤真皮层，形成瘢痕。

3）割治脓疡时，针体刺入深度要适宜，否则可将脓疡引深加重病情。

9 铍针

9.1 针具

(1) 针具规格

分针体与针柄两部分，针柄：圆柱形，优质木材或其他绝热材料制成。针体：针头为宝剑形状的长方矩形，长 2cm、宽 0.5cm，尖端与两边均为锋利刃。耐高温金属制作，在高温条件下，不退火，不易折，保持施治时所需的钢度与韧性；针头经高温烧灼后使用，可彻底消毒。(图 21)

图 21　铍针

(2) 针具检查与保养

同镵针。

9.2 功效

祛赘美肤。

9.3 适应证

1）外科疾病：肛肠息肉、陈旧性肛裂、松皮外痔等。

2）皮肤疾病：较大赘疣、较小的良性皮肤瘤、肉瘤等。

9.4 禁忌证

1）严重的感染、溃疡和创伤部位慎用。

2）瘢痕、恶性肿瘤、严重的静脉曲张部位禁用。

3）凝血功能障碍性疾病患者禁用。

4）施术部位有重要神经血管而施术时无法避开者禁用。

5）高血压、糖尿病患者血压、血糖控制不良者禁用。

6）情绪高度紧张、体质极度衰弱或过度疲劳者慎用。

9.5 技术规范

（1）持针法

右手拇指、食指、中指横持针柄，针锋朝内，柄朝外。（图22）

图 22　铍针持针法

（2）体位

据施针部位选取坐位、卧位。

（3）消毒

1）针具：高温、高压消毒，塑封备用或酒精灯烧灼消毒。

2）针刺部位：碘伏或安尔碘擦拭消毒。

（4）操作方法

1）治疗皮肤疣赘、瘤痣：将铍针在酒精灯上烧至发红发亮。左手持止血钳或镊子，夹持提拉病变组织。右手持烧红的铍针，对准其根部，齐根灼割之，动作迅速。然后观察数分钟，伤口如有渗血或切割不平整，用火针或火锟针修补，然后常规包扎。

2）治疗脓肿痈疡：常规消毒患处皮肤，将铍针在酒精灯上烧红，以均匀稍慢的速度切开脓疡处皮肤，使脓液流出，用锟针或其他辅助手法使内容物流尽，拔罐至脓完血出，包扎伤口。

3）治疗粉渣瘤、腱鞘囊肿：铍针酒精灯烧红后切开，挤出内容物，火锟针烫灼破坏瘤壁或囊壁，包扎。

4）治疗肛裂：常规消毒，铍针酒精灯烧至微红，烙烫肛裂口，火锟针修复。

（5）疗程

以知为数，一般 1 次即可。

（6）注意事项

1）烧针要到位。临证时一定要将铍针烧红，方能迅速切割病变组织，减少患者痛苦。

2）治疗脓肿痈疡时，只需将病变部位表皮切开放出内容物即可，不可切入过深，以免将其引入深部正常组织，加重病情。

10 长针

10.1 针具

（1）针具规格

长针的结构与毫针基本相同，但针身较长，用弹性韧性好的细不锈钢丝制成。具备针柄无松动，针身挺直光滑、坚韧而富有弹性，针尖圆而钝，利而不锐，呈松针形等优点，便于临床应用。长针的长短、粗细规格主要是指针身而言。一般直径多为 0.38～0.28mm（28～32#），长短有 160mm、200mm、230mm、260mm、330mm、490mm、660mm 甚至更长，一般以直径为 0.34～0.30mm（29～31#），长短为 160～200mm 较为常用。

（2）针具检查与保养

1）检查：针身是否有弯曲折痕，针尖是否有钩刺，针柄是否有松动。

2）保养：操作时缓慢捻转进针，切忌手法粗暴导致针身弯折，针尖有钩刺者及时打磨。

10.2 功效

通调腑气、疏理气机、通关过节、透刺达邪。

10.3 适应证

1）泌尿生殖系统疾病：癃闭、月经不调、痛经、闭经、子宫脱垂、前列腺炎、前列腺增生、泌尿系感染等。

2）神经系统疾病：中风、瘫痪、昏迷、癫痫、神经根炎等。

3）疼痛性疾病：风湿性关节炎、腰肌劳损、坐骨神经痛等。

4）消化系统疾病：胃炎、胃下垂、胃及十二指肠溃疡等。

5）呼吸系统疾病：哮喘、咳血等。

10.4 禁忌证

1）一切严重的内脏病发作期。

2）施术部位有皮肤感染，肌肉坏死者。

3）施术部位有红肿、灼热，在深部有脓肿者。

4）施术部位有重要神经血管，重要脏器而施术时无法避开者。

5）患有血友病者或其他出血倾向者。

6）体质极度虚弱者，在身体有所恢复后再施治。

7）血压较高，且情绪紧张者。

10.5 技术规范

（1）持针法

一般为双手持针，刺手拇指、食指、中指持针柄呈执笔状，押手拇指、食指、中指持针身，距离针尖1~1.5寸。（图23）

图23 长针持针法

（2）体位

选择原则同火针。若一个患者须采用三种体位时，则先请患者俯卧针背部，再侧卧针侧部，最后仰卧针腹部。

（3）定位

锟针点按定位。

（4）消毒

1）针具：高温、高压消毒，塑封备用。

2）针刺部位：酒精棉球常规消毒。

（5）刺法

长针具备针柄无松动，针身挺直光滑、坚韧而富有弹性，针尖圆而钝，利而不锐，呈松针形等优点，专用于深刺和沿皮下透刺。长针疗法，又称为透刺针法、过海针法。

1）针刺的角度：常用有直刺，用于腹部、臀部及侧腹深处；斜刺，用于腰背部及臀部肌肉丰满之处，或肘膝关节上下斜刺；平刺，又称沿皮刺，用于头面部及背胸部有重要脏器的体表部。另外还有一些需要深刺，而直刺或斜刺均不能直接到达的特殊穴位，可运用弯刺，随着针体的自然弯曲恰当地变换角度与方向，达到深刺的目的。

2）针刺的深度：应根据病人的体形，病情需要，腧穴部位及感应等因素来决定针刺的深浅度，不可过于拘泥，如针刺过深，会给病人带来不应有的损伤；过浅会影响治疗效果，一般内无重要脏器，肌肉丰满，腹部可深刺；面、胸、背宜平刺透穴，可以一针透几穴。600mm以上的针只限于刺带脉穴，治疗腹水。

（6）进针法

进针时要避免疼痛，尽量达到无痛进针。临床施术时，一方面要分散患者的注意力，使其消除对针刺治疗的恐惧心理，另一方面，要注意针具是否合格，指力是否有力和运用的适当。进针时先取好穴位，局部皮肤消毒后，以押手的中、无名、小指屈曲于皮肤上，用力固定，再以拇、食指夹住针身；以刺手执针柄，使针尖抵触穴位，运用指力、腕力和臂力，与押手同时用力，压捻结合，迅速刺入表皮，穿皮时手法操作要敏捷，以减轻病人的痛感，捻转幅度宜小，最好在180°～360°，徐徐捻进，达到预定深度。

（7）进针后手法

1）捻转：当进针达到一定深度后，施以捻转手法，在针体进出过程中，始终使针处于捻转之下的转动状态。在捻转时须轻捻缓进，左右交替，并以拇指对食、中指的前后捻动为主，切忌只向同一个方向捻转，以防针身被肌纤维缠绕，增加病人的痛感或滞针。此外，捻转的动作按一定的规律结合轻重、快慢、方向的不同要求，可达到一定的补泻作用。

2）辅助手法：以押手食指轻轻向下循按针身，如雀啄之状，同时刺手略呈放射状变换针刺方向，以扩大针感。

3）变向刺法：根据穴位的不同解剖特点，相应地改变押手所掌握的针刺角度，以使针尖沿着变换的方向，顺利深入。比如刺太阳穴，直刺仅能刺入一寸许，为了深刺以治疗疾病，则在刺入0.5～0.6寸深时变为斜刺，这时就要靠押手的准确动作来改变针刺的角度与方向，以达到针刺目的。如天突穴，面部透穴等均应采用变向刺法。

（8）得气

长针疗法一般以有得气感应为度。凡是属于虚证的，感应宜和缓；属于实证的，感应可稍强。操作时必须随时注意观察和询问病人的反应及感觉，以便及时改变针刺的方向和深浅。如病人有不正常的感觉，应立即停针。切勿盲目深刺，以防意外。

（9）出针法

施术完毕后，押手挟持轻提，刺手边捻边提，将针缓慢提至皮下，再轻轻抽出，以免出血或疼痛。若有出血，应立即以干棉球按压出血处，直至血止。

（10）施针原则

1）选穴少而精：长针疗法亦应在脏腑经络辨证的基础上进行，取穴宜少而精，如哮喘仅取"天突"1个穴位，运用特定的技巧和手法，即可奏止咳平喘、宣肺通气之功效。

2）一针透多穴：从某一穴位进针后，可以根据治疗的需要，采用"点刺深透"、"斜刺平透"、"横刺沿皮透"等手法，从一个穴位向另一个或几个穴位透刺，也可进针后向几个方向分别透刺，如上脘向中脘、下脘透刺；膻中向鸠尾或向两侧乳根分别透刺，气海透中极；地仓透颊车等，达到针一穴而收数穴之用。

（11）疗程

一般隔日1次，较急较重病人可每日1~2次，连续10次为1个疗程，2个疗程之间，可休息3~5日。

（12）注意事项

1）长针操作手法较为复杂，医者应用前必须练习基本功，掌握人体穴位深部的解剖知识及针刺技巧，并注意针具是否合格。

2）选择适宜深刺的穴位，且体位舒适固定，不可随便移动体位。施术应专心，手法宜轻柔，对于肌肉过于紧张或皮肤过于松弛者，进针时尤当小心，并尽量转移患者的注意力，以避免产生疼痛。密切观察患者的反应，以防止发生晕针等事故。

3）病人如初次接受长针治疗，要耐心地对他作一般情况介绍，消除恐惧心理。并注意取穴宜少、手法宜轻，可先刺其不易看到的穴位，如腰背部穴位等。

4）针刺时须缓慢进针，切忌快速提插，遇到阻力即须退针或改变方向再进，并应注意针刺的方向及深度。对肌肉过于紧张坚韧不易进针，刺下每感疼痛，或皮肤十分松弛者，进针时必须格外小心，可以用转移患者注意力的方法辅助之。

5）诊断不明的急性病，切忌滥用本疗法，以免延误病情。凡应用其他针具能够奏效的疾病，一般不首选长针。

6）过饥、过饱、酒醉、过度疲劳和某些不能合作的患者，应改在适宜的情况下再施行长针治疗。

7）有自发性出血疾病，及损伤后出血不止的病人，不宜长针治疗；体虚和消瘦者须慎用；其他禁忌证同毫针疗法。

10.6 长针"秩边透水道针法"

(1)"秩边透水道"针法的命名

模拟长针从秩边深刺，使之穿至腹部，结果所见，所穿出处恰位于水道穴（耻骨联合上2寸，旁开2寸）附近。可见，该针法确是由秩边穴向水道穴透刺，因此命名为"秩边透水道"。

(2)"秩边透水道"针法的功效

补肾填精、疏通经络、解痉止痛。

(3)适应证

泌尿生殖系统疾病。针法创立之初主治慢性非菌性前列腺炎、前列腺痛。现在已经应用扩大到治疗泌尿、生殖系统的其他疾病中，如：阳痿、早泄，良性前列腺增生功能梗阻者、男性不育、女性不孕，遗尿、尿道综合征、泌尿系感染、痛经、闭经、经少，子宫脱垂，术后排尿障碍。

(4)禁忌证

1）一切严重的内脏病发作期。

2）施术部位有皮肤感染，肌肉坏死者。

3）施术部位有红肿、灼热，在深部有脓肿者。

4）患有血友病者或其他出血倾向者。

5）体质极度虚弱者、情绪紧张者慎用。

6）糖尿病、高血压患者血糖、血压控制不良者禁用。

(5)"秩边透水道针法"解剖学基础

1）"秩边透水道"针法的体表定位：髂后上棘内侧缘与大转子最突处内侧缘（转子间嵴）连线的内上2/5与外下3/5交界处作为进针点；针与矢状面间呈20°，与水平面平行。

2）"秩边透水道"针法逐层解剖：皮肤与浅筋膜、臀大肌、梨状肌、骶丛。浅筋膜内皮神经的分布：臀上皮神经第二支、臀上皮神经第三支、臀中皮神经。

3）"秩边透水道"针法针穿梨状肌的位置：穿臀大肌后，正当梨状肌中央经坐骨神经内侧缘和阴部神经进入坐骨大孔深入，未涉及臀下动静脉。

4）针在盆腔内与重要神经、血管的相对位置：进入盆腔，穿过骶丛，未及闭孔神经和髂外动静脉。

5）针尖在盆腔内的位置（针进入盆腔后在盆膈以上腹膜外针尖的位置）：小骨盆上口中心冠状面；小骨盆上口平面下；小骨盆侧壁内侧。

(6)"秩边透水道"针法的技术规范

1）针具：5寸以上长针。

2）体位：俯卧位。

3）取穴：①主穴：秩边透水道；②配穴：湿热下注加关元、阴陵泉、丰隆；气滞血瘀加气海、太冲、血海、三阴交；肝肾阴亏加肾俞、肝俞、太溪、太冲；肾阳不足加肾俞、命门、关元、气海。治疗前列腺疾病实证配阴陵泉、行间，虚证配三阴交、太溪、大赫、气海、关元；治疗遗尿、阳痿早泄配中极、关元；治疗胃下垂配中脘、气海、天枢等；治疗慢性结肠炎、脱肛、痔疮，配天枢、长强等。

4）进针点：①传统取穴法：秩边穴为第四骶椎棘突下旁开 3 寸，或骶管裂孔旁开 3 寸。②本针法定位：秩边穴为髂后上棘内缘与股骨大转子内缘连线的上 2/5 与下 3/5 交界处进针。③简便取穴：传统秩边穴外上方 1 寸。

5）进针角度：沿躯体水平面与躯体矢状面成 20°夹角进针。"秩边透水道"针法 20°的角度恰能使针经坐骨大孔而深入，角度过大则针触及坐骨大孔内缘的骶骨上，角度过小则针抵坐骨大孔外缘的髂骨上，因此临床针刺时，要严格执行针身与躯干矢状面呈 20°的夹角。

6）进针方法：以高频率、小幅度捻转进针，不提插。不留针或留 10～15 分钟。

7）进针深度：进针的平均深度为 115mm。"以得气为度"，针感向尿道、睾丸、会阴部或肛门周围、大腿内侧等部位放射，或盆腔内出现胀、热、松快感为度。

8）疗程：每日或隔日 1 次，10 次为 1 个疗程。

9）注意事项：①对初次接受长针治疗的病人，应做好解释工作，消除恐惧心理。②选穴宜少，手法宜轻，双手协同。③针刺时动作必须缓慢，切忌快速提插，以免造成损伤血管、神经或内脏等。④由于长针针体长，刺入深，进针后嘱患者不可移动体位，以免滞针、弯针或断针。一旦发生严格按照针灸异常情况处理原则处理。⑤过饥、过饱、过劳、醉酒、年老体弱、孕妇儿童，以及某些难以配合治疗的患者忌针。⑥医者态度要严肃认真，不可马虎轻率，以免针刺事故的发生。

下篇 8

新九针技术的临床应用

头面五官疾病

1 偏头痛

1.1 概述

1.1.1 概念

偏头痛是临床最常见的原发性头痛类型，临床以发作性中重度、搏动样头痛为主要表现，头痛多为偏侧，一般持续 4~72 小时，可伴有恶心、呕吐，光、声刺激或日常活动均可加重头痛，安静环境、休息可缓解头痛。

偏头痛是一种常见的慢性神经血管性疾患，多起病于儿童和青春期，中青年期达发病高峰，女性多见，男女患者比例约为 1：（2~3），人群中患病率为 5%~10%，常有遗传背景。

1.1.2 病因病机

(1) 中医病因病机

中医理论认为，本病多与恼怒、紧张、风火痰浊有关。情志不遂，肝失疏泄，郁而化火；或恼怒急躁，肝阳上亢，风火循肝胆经脉上冲头部；或体内素有痰湿，随肝阳上冲而循经走窜，留滞于头部少阳经脉，使经络痹阻不通，故暴痛骤起。

(2) 西医病因病机

偏头痛的病因目前尚不清楚，但遗传因素、内分泌因素、饮食因素，其他因素如情绪紧张、精神创伤、忧虑、焦虑、饥饿、失眠、外界环境差以及气候变化均可诱发偏头痛发作。关于病理机制方面目前多数学者认可神经血管学说，认为偏头痛属于原发性神经血管疾病之一，是由于三叉神经血管系统和中枢神经系统内源性镇痛系统功能缺陷（与遗传有关），加之过多的内外刺激引起。三叉神经不仅是传导疼痛的感觉神经，且具有扩张血管作用，而三叉神经的扩张血管作用与面神经副交感神经的扩血管作用均参与偏头痛神经血管病的发病。当三叉神经血管系统及内源性镇痛系统不能调制血管变化、神经源性炎症及抑制疼痛刺激向上传导时，出现偏头痛发作。

1.1.3 临床表现

偏头痛发作可分为前驱期、先兆期、头痛期和恢复期，但并非所有患者或所有发作均具有上述四期。

前驱期：头痛发作前，患者可有激惹、疲乏、活动少、食欲改变、反复哈欠及颈部发硬等不适症状。

先兆期：先兆指头痛发作之前出现的可逆的局灶性脑功能异常症状，可为视觉性、感觉性或语言性。视觉先兆最常见，典型的表现为闪光性暗点。有些患者可能仅有暗点，而无闪光。其次是感觉先兆，表现为以面部和上肢为主的针刺感、麻木感或蚁行感。先兆也可表现为言语障碍，但不常发生。先兆通常持续5～30分钟，不超过60分钟。

头痛期：约60%的头痛发作以单侧为主，可左右交替发生，约40%为双侧头痛。头痛多位于颞部，也可位于前额、枕部或枕下部。偏头痛的头痛有一定的特征，程度多为中至重度，性质多样但以搏动性最具特点。

恢复期：头痛在持续4～72小时的发作后可自行缓解，但患者还可有疲乏、筋疲力尽、易怒、不安、注意力不集中、头皮触痛、欣快、抑郁或其他不适。

1.1.4 临床诊断

(1) 中医诊断

1) 肝阳上亢型：头痛而胀，或抽搐跳痛，上冲巅顶，面红耳赤，耳鸣如蝉，心烦易怒，口干口苦，或有胁痛，夜眠不宁，舌红，苔薄黄，脉沉弦有力。

2) 痰浊内阻型：头部跳痛伴有昏重感，胸脘满闷，呕恶痰涎，苔白腻，脉沉弦或沉滑。

3) 瘀血阻络型：头痛跳痛或如锥如刺，痛有定处，经久不愈，面色晦暗，舌紫或有瘀斑、瘀点，苔薄白，脉弦或涩。

4) 气血两虚型：头痛而晕，遇劳则重，自汗，气短，畏风，神疲乏力，面色㿠白，舌淡红，苔薄白，脉沉细而弱。

5) 肝肾亏虚型：头痛，颧红，潮热，盗汗，五心烦热，烦躁失眠，或遗精，性欲亢进，舌红而干，少苔或无苔，脉细弦或细弦数。

(2) 西医诊断

参照 HIS《国际头痛疾病分类》(2004 年) 第二版 (ICHD-Ⅱ) 原发性头痛 (偏头痛) 诊断标准。

1）偏头痛不伴先兆

①至少 5 次疾病发作。②每次疼痛持续 4 ~ 72 小时（未治疗或治疗无效）。③至少具有下列之中两个特征：单侧性；搏动性；程度为中度或重度（日常活动受限或停止）；因日常的体力活动加重，或导致无法进行日常运动（如走路或爬楼梯）。④发作期间至少具有下列的一项：恶心和（或）呕吐；畏光和怕声。⑤不能归因于另一疾病。

2）偏头痛伴典型先兆

①至少 2 次疾病发作。②先兆包括以下症状至少一种，但没有运动机能减弱：完全可逆的视觉症状，包括阳性的表现（如：点状色斑或线形闪光幻觉）和（或）阴性的表现（如视野缺损）；完全可逆的感觉症状，包括阳性的表现（如针刺感）和（或）阴性的表现（如麻木）；完全可逆的言语困难性语言障碍。③以下标准至少两项：双侧视觉症状和/或单侧感觉症状；至少一种先兆症状逐渐发展历时≥5 分钟和/或不同的先兆症状相继出现历时≥5 分钟；每种症状持续≥5 分钟且≤60 分钟。④头痛符合无先兆偏头痛的标准 B-D，开始时伴有先兆症状发生，或在先兆发生后 60 分钟以内出现。⑤不能归因于另一疾病。

1.2 新九针技术在偏头痛中的应用

技术一

选取针具 梅花针、锋钩针、毫针

操作规程 梅花针中度手法叩刺头三阳经 3 ~ 5 遍，至皮肤发红，重点叩刺太阳、头维、率谷、风池穴。锋钩针钩刺患侧风池、率谷、太阳穴。毫针取双侧太阳、合谷、太冲穴。

随证加减 毫针针刺肝阳上亢加肝俞、三阴交；痰浊内阻加丰隆、脾俞。

操作间隔 梅花针、毫针每天 1 次，5 次 1 个疗程。锋钩针 1 周 1 次，轻者 1 次即愈，重者 3 次 1 个疗程。

主治 肝阳上亢、痰浊内阻头痛。

技术二

选取针具 梅花针、三棱针、毫针

操作规程 梅花针中度手法叩刺头三阳经 3 ~ 5 遍，至皮肤发红，重点叩刺太阳、头维、率谷、风池穴。三棱针点刺大椎、印堂、太阳穴，挑刺率谷、头维穴。毫针取双侧太阳、合谷、太冲穴。

随证加减 毫针加血海、膈俞。

操作间隔 梅花针、毫针每天 1 次，5 次 1 个疗程。三棱针 1 周 2 ~ 3 次，3 次 1 个疗程。

主治 瘀血阻络头痛。

技术三

选取针具 梅花针、磁圆梅针、毫针

操作规程 梅花针中度手法叩刺头三阳经 3 ~ 5 遍，至皮肤发红，重点叩刺太阳、头维、率谷、风池穴。磁圆梅针叩刺督脉、膀胱经 1 侧线。毫针取双侧太阳、合谷、太冲穴。

随证加减 气血两虚加脾俞、关元、足三里；肝肾亏虚加肝俞、肾俞、太溪，可灸。

操作间隔 每天 1 次，10 次 1 个疗程。

主治 气血两虚、肝肾亏虚头痛。

技术四

选取针具 梅花针、火针、毫针

操作规程 梅花针中度手法叩刺头三阳经 3 ~ 5 遍，至皮肤发红，重点叩刺太阳、头维、率谷、风池穴。火针取风池、率谷、太阳、阿是穴。毫针取双侧太阳、合谷、太冲穴。

随证加减 火针及毫针应用时，肝阳上亢加肝俞、三阴交；痰浊内阻加丰隆、脾俞；瘀血阻络加血海、膈俞；气血两虚加脾俞、关元、足三里；肝肾亏虚加肝俞、肾俞、太溪。

操作间隔 梅花针、毫针每天一次，10 次 1 个疗程。火针 1 周 2 次，2 周 1 个疗程。

主治 久治不愈的顽固性偏头痛。

1.3 注意事项

1) 治疗头痛，必须首先排除脑脓肿、脑血管疾病急性期、颅内占位性病变、脑挫裂伤、外伤性颅内血肿等颅内器质性疾病，明确诊断后施以治疗。

2) 本病绝大多数与寰枢关节紊乱有关，用手法治疗每能手到病除。

3) 若治疗多次无效，或头痛持续而又逐渐加重者，应查明原因，治疗原发病。

2 周围性面神经麻痹

2.1 概述

2.1.1 概念

周围性面神经麻痹是指茎乳突孔内面神经的急性非化脓性炎症所致的急性周围性面瘫。是以口、眼向一侧歪斜为主要表现的病症，又称为"口眼㖞斜"。

本病可发生于任何年龄，一般男性略多于女性，多见于冬季和夏季。发病急速，以一侧面部发病为多见，偶见双侧发病。本病属于中医学"卒口僻"、"口㖞"范畴。

2.1.2 病因病机

(1) 中医病因病机

中医学认为，劳作过度，机体正气不足，脉络空虚，卫外不固，风寒或风热乘虚入中面部经络，致气血痹阻，经筋功能失调，筋肉失于约束，出现㖞僻。周围性面瘫包括眼部和口颊部筋肉症状，由于足太阳经筋为"目上冈"，足阳明经筋为"目下冈"，故眼睑不能闭合为足太阳和足阳明经筋功能失调所致；口颊部主要为手太阳和手、足阳明经筋所主，因此，口歪主要系该三条经筋功能失调所致。

(2) 西医病因病机

至目前为止确切的病因尚未明确，部分患者因局部受风寒而发病或感染细菌病毒引起，病理变化主要为面神经水肿、髓鞘或轴突有不同程度的变性，以视乳突管和面神经管内的部分更为显著，一部分患者乳突和面神经管骨细胞也有变性，导致该神经组织缺血、水肿、受压迫、血循环障碍而致病。

2.1.3 临床表现

以口眼歪斜为主要特点。常在睡眠醒来时发现一侧面部肌肉板滞、麻木、瘫痪，额纹消失，眼裂变大，露睛流泪，鼻唇沟变浅，口角下垂歪向健侧，病侧不能皱眉、蹙额、闭目、露齿、鼓颊；部分患者初起时有耳后疼痛，还可出现患侧舌前 2/3 味觉减退或消失，听觉过敏等症。病程迁延日久，可因瘫痪肌肉出现挛缩，口角反牵向患侧，甚则出现面肌痉挛，形成"倒错"现象。

2.1.4 临床诊断

(1) 中医诊断

1）风寒型：见于发病初期，面部有受凉史，舌淡、苔薄白，脉浮紧。

2）风热型：见于发病初期，多继发于感冒发热，兼见舌红、苔薄黄，脉浮数。

3）气血不足型：多见于恢复期或病程较长的患者，兼见肢体困倦无力，面色淡白，头晕等症。

(2) 西医诊断

起病突然，患侧眼裂大，眼睑不能闭合，流泪，额纹消失，不能皱眉。患侧鼻唇沟变浅或平坦、口角低并向健侧牵引。

根据损害部位不同而又分为：茎乳突孔以上影响鼓索支时，则有舌前 2/3 味觉障碍；损害在镫骨神经处，可有舌前 2/3 味觉障碍；损害在膝状神经节，可有乳突部疼痛，外耳道与耳郭部的感觉障碍或出现疱疹；损害在膝状神经节以上，可有流泪，唾液减少。

肌电图检查多表现为单相波或无动作电位，多相波减少，甚至出现正锐波和纤颤波。病理学检查示面神经麻痹的早期病变为面神经水肿和脱髓鞘。

头颅 CT 或 MRI 检查无明显变化。

2.2 新九针技术在周围性面神经麻痹中的应用

技术一

选取针具 梅花针、镵针、毫针

操作规程 梅花针中度手法叩刺头部诸经、颈椎旁夹脊穴、患侧面部 3 ~ 5 遍，重点叩刺风池穴。镵针划割患侧口腔黏膜，纵向划割 4 ~ 5 下，见血即可。毫针取患侧翳风、阳白、太阳、下关、地仓、迎香，轻浅刺激；双侧风池、合谷、太冲，泻法。

随证加减 毫针风寒证加风门、外关，风热证加大椎、曲池。

操作间隔 梅花针、毫针每天 1 次，5 ~ 10 次 1 个疗程。镵针 1 周 1 次，1 ~ 2 次 1 个疗程。

主治 面瘫早期（发病 1 ~ 2 周内）。

技术二

选取针具 梅花针、镵针、毫针

操作规程 梅花针中度手法叩刺头部诸经、患侧面部3~5遍，重点叩刺翳风、阳白、攒竹、迎香、地仓穴。镵针划割患侧口腔黏膜，纵向划割4~5下，见血即可。毫针取患侧翳风、阳白、攒竹、太阳、下关、地仓、迎香、人中、承浆、颊车，平补平泻，配灸法。双侧风池、大椎、合谷、太冲，平补平泻。

随证加减 气血不足加关元、足三里，可灸。

操作间隔 梅花针、毫针每天一次，10~20次1个疗程。镵针1周1次，4次1个疗程。

主治 面瘫恢复期（2~8周）。

技术三

选取针具 梅花针、毫针、火针、锋钩针

操作规程 梅花针中度手法叩刺头部诸经、患侧面部3~5遍，重点叩刺翳风、阳白、攒竹、迎香、地仓穴。毫针取患侧翳风、阳白、攒竹、太阳、下关、地仓、迎香、人中、承浆、颊车，平补平泻，配灸法。双侧风池、大椎、合谷、太冲，平补平泻。面部穴可用横刺透穴法，颊车可用鸡爪刺。患侧下关穴深刺2~2.5寸深，使患侧产生电麻感。细火针取患侧风池、阳白、攒竹、太阳、下关、迎香、地仓浅疾刺。锋钩针钩刺风池、阳白、迎香。

随证加减 气血不足配火针关元、足三里深疾刺，毫针加关元、足三里温针灸。

操作间隔 梅花针、毫针2天1次，10次1个疗程。火针1周1次，4次1个疗程。锋钩针1周1次，4次1个疗程。

主治 面瘫后遗症期（8周以上）。

2.3 注意事项

1）周围性面神经麻痹新病者，一般宜轻刺激。

2）对于久病，顽固性周围性面神经麻痹患者，除用上述外，应配合锋钩针，几种针具可一次配合并用。

3）周围性面神经麻痹多因病毒、细菌侵犯面神经，致使其产生炎症，水肿，卡压而发病，故除应用新九针疗法外，急性期一定要配合应用静点抗病毒、脱水药物，以及激素冲击等治疗，方能及早控制病情，促进恢复，减少后遗症发生。

3 特发性突发性耳聋

3.1 概述

3.1.1 概念

特发性突发性耳聋简称"突发性聋"或"突聋"，是指突然发生的、原因不明的感音神经性听力损失。主要临床表现为单侧听力下降，可伴有耳鸣、耳堵塞感、眩晕、恶心、呕吐等。性别、左右侧发病率无明显差异。随年龄增加发病率亦增加，患病时年龄在40或40岁以上者占3/4。

3.1.2 病因病机

(1) 中医病因病机

中医学认为，因外感风热或内伤情志、饮食，致痰湿内生，气郁化火，循经上扰、蒙蔽清窍所致；内因多由恼怒、惊恐，肝胆风火上逆，以致少阳经气闭阻；外因多由风邪侵袭，壅遏清窍，亦有因突然暴响震伤耳窍引起者。

(2) 西医病因病机

突发性聋的病因不明，很多致病因素都可能导致突发性聋，目前获得广泛认可的主要有病毒感染学说、循环障碍学说、自身免疫学说以及膜迷路破裂学说等。

1) 病毒感染学说：突发性聋的病因可能为病毒引起的急性耳蜗炎或急性耳蜗前庭迷路炎。很多患者在发病前有上感病史，儿童突发性聋多发生在冬春季上呼吸道感染及腮腺炎流行的季节，且听力损失较为严重，发病前常有感冒或流行性腮腺炎接触史或患病史。

2) 循环障碍学说：目前普遍认为内耳供血障碍是突发性聋的主要病因，患者的听力损失程度与耳蜗血流速度、血流量和血管横截面积有关。

3) 自身免疫学说：自身免疫学说是突发性聋较新的致病机理。流行病学研究提示，一些自身免疫性疾病如 Cogan 综合征、颞骨动脉炎、系统性红斑狼疮、结节性多动脉炎等均与突发性聋有关。研究表明，内耳膜迷路具有免疫应答、免疫防御和免疫调节能力，在某些病理情况下，内耳组织可成为自身抗原，激发自身免疫反应，引起内耳组织和功能的破坏，进而出现听力下降。

4）膜破裂学说：膜破裂是指内耳的圆窗膜或前庭膜破裂，合并蜗管膜破裂。研究发现患者内耳解剖可能有某些缺陷，导致患者在颅脑损伤、用力咳嗽、呕吐或喷嚏，以及气压伤的高飞、潜水及游泳等情况下出现窗膜破裂，导致突发性聋。

5）其他学说：关于突发性聋的发病机制还有代谢障碍、内耳水肿、过敏、血管纹功能紊乱等学说，尚有待查证。临床上多数患者无明显发病原因，一些有较明显的劳累、情绪激动、精神紧张及感冒病史，这些因素可能与发病有一定关系。

3.1.3　临床表现

1）耳聋：多为单侧耳聋，发病前多无先兆，少数患者则先有轻度感冒、疲劳或情绪激动史。耳聋发生突然，患者的听力一般在数分钟或数小时内下降至最低点，少数患者可在3天以内听力损失方达到最低点。

2）耳鸣：可为始发症状，大多数患者可于耳聋时出现耳鸣，但耳鸣也可发生于耳聋之后。经治疗后，多数患者听力可以提高，但耳鸣可长期存在。

3）眩晕：一部分患者可伴有不同程度的眩晕，多为旋转性眩晕，伴恶心、呕吐。可与耳聋同时出现，或于耳聋发生前后出现。

4）其他：少数患者可有耳闷堵感、压迫感或麻木感。

3.1.4　临床诊断

(1) 中医诊断

1）风邪外袭型：开始多有感冒症状，继之卒然耳鸣，耳聋，耳闷胀。伴头痛、恶风、发热、口干。舌质红、苔薄白或薄黄，脉浮数。

2）肝胆火盛型：耳鸣、耳聋每于郁怒之后突发或加重，耳胀痛。伴头痛、面赤，口苦咽干、心烦易怒、大便秘结。舌红、苔黄，脉弦数。

3）痰火郁结型：耳鸣如蝉，闭塞如聋。伴头晕目眩、胸闷痰多。舌红、苔黄腻，脉弦滑。

(2) 西医诊断

根据临床症状、查体与听力学检查的结果，除外其他疾病引起的听力下降后，可做出临床诊断。症状表现为突然耳聋，伴或不伴耳鸣、眩晕，少数患者有耳闷堵感。鼓膜检查未见明显病变。音叉试验提示感音神经性聋。影像学检查如颞骨CT、内听道MR提示内听道及颅脑无明显器质性病变。

3.2 新九针技术在特发性突发性耳聋中的应用

选取针具 梅花针、磁圆梅针、火针、毫针

操作规程 梅花针中度手法叩刺头部三阳经 3～5 遍，磁圆梅针轻中度手法叩刺风池、完骨、翳风、耳门、听宫、听会、下关穴，每穴 10～20 下。细火针浅疾刺百会，四神聪，率谷，完骨、耳和髎、听宫、耳门、听会、风池。毫针针刺百会、四神聪，双侧风池、合谷，患侧完骨、率谷透耳和髎，耳门透听宫、听会，翳风，得气后留针 20 分钟。

随证加减 肝火上扰加毫针刺丘墟、太冲，泻法；痰火壅结加毫针刺侠溪、液门，泻法；风热外袭加毫针刺风池、外关，泻法；阴虚加毫针刺太溪，补法，伴阳亢者加太冲透涌泉，平补平泻，留针 20 分钟；心血不足、失眠心悸者加毫针刺神门、四神聪，补法，留针 30 分钟；脾胃虚弱者加毫针刺足三里、三阴交，补法，留针 30 分钟。

操作间隔 梅花针、磁圆梅针、毫针每天 1 次，10～15 次 1 个疗程。火针 1 周 1 次，3 次 1 疗程。

主治 突发性耳聋。

3.3 注意事项

1）引起耳鸣、耳聋的原因十分复杂，在治疗中应明确诊断，配合原发病的治疗。

2）很多耳聋、耳鸣发生与是枕寰枢复合体紊乱有关，如果经颈椎 X 片检查确诊，可配合手法整复以提高疗效。

3）生活规律和精神调节对耳聋、耳鸣患者的健康具有重要意义。应避免劳倦，节制房事，调适情绪，保持耳道清洁。

4 鼻窦炎

4.1 概述

4.1.1 概念

上颌窦、筛窦、额窦和蝶窦的黏膜发炎统称为鼻窦炎，是一种常见病，以鼻流浊涕，如泉下漏，量多不止为特征。可分为急性和慢性两类。急性化脓性鼻窦炎多继发于急性鼻炎，以鼻塞、多脓涕、头痛为主要特征；慢性化脓性鼻窦炎常继发于急性化脓性鼻窦炎，以多脓涕为主要表现，可伴有轻重不一的鼻塞、头痛及嗅觉障碍。属中医学"伤风鼻塞""鼻渊"范畴。

4.1.2 病因病机

(1) 中医病因病机

中医学认为，鼻为肺之外窍，因此鼻渊的发生，与肺经受邪有关。其急者，每因风寒袭肺，蕴而化热，或感受风热，乃致肺气失宣，客邪上干清窍而致鼻塞流涕。风邪解后，郁热未清，酿为浊液，壅于鼻窍，化为脓涕，迁延而发鼻渊。

(2) 西医病因病机

鼻窦炎的罹患因素包括患者的体质、环境因素、病菌的毒力，还与患者遗传特质和鼻腔鼻窦的解剖结构异常有关，变应性因素也是重要原因之一。急性鼻窦炎多由上呼吸道感染引起，细菌与病毒感染可同时并发。慢性鼻窦炎常由急性鼻窦炎迁延不愈或反复发作而致。

4.1.3 临床表现

急性鼻窦炎以鼻阻塞、脓涕、局部疼痛和头痛以及全身症状如畏寒发热、周身不适、精神不振、食欲减退等为主要表现，儿童发热较高，严重者可发生抽搐、呕吐和腹泻等全身症状。慢性鼻窦炎以鼻阻塞、慢性钝性头痛、记忆力减退等为主要表现。

4.1.4 临床诊断

(1) 中医诊断

1) 肺经风热型：鼻塞，流黄脓涕，嗅觉减退，头痛，兼有发热，出汗，咳嗽，痰多等症状。

2）胆腑郁热型：鼻流黄脓涕，量多，有腥臭味，鼻塞，嗅觉减退，兼有头痛剧烈，心烦易怒，口苦咽干，小便黄等症状。

3）脾胃湿热型：鼻塞重而持续，流黄脓涕，量多，嗅觉减退，头昏，头胀重，兼有身体倦怠，胸部及上腹部胀满，食不知味，小便黄等症状。

4）肺气虚寒型：鼻塞或轻或重，鼻涕黏白，稍遇风冷则鼻塞加重，鼻涕增多，时有喷嚏，嗅觉减退，头昏，头胀，兼有气短乏力，语声低微，面色苍白，自汗，畏风寒，咳嗽痰多等症状。

5）脾气虚弱型：鼻塞较重，鼻涕黏白或稠黄，量多，嗅觉减退，头昏重或头闷胀，兼有食不知味，腹胀，大便不成形，困倦乏力，面色萎黄等症状。

(2) 西医诊断

1）急性鼻窦炎：多继发于急性鼻炎、急性传染病等。鼻塞显著，流黏脓涕或脓涕，头痛和局部疼痛。局部皮肤红肿及压痛，窦口处黏膜充血肿胀，鼻腔内分泌物多，可见中鼻道、上鼻道有脓液流出。上颌窦炎症见患侧面颊、额、颞部及上列牙痛，晨起轻，午后重，面颊尖牙窝处有压痛。额窦炎症见前额部周期性疼痛，自清晨逐渐加重，午后减轻，夜间消失，眶内上角有压痛，额窦前壁有叩痛。筛窦炎症见眼内眦或鼻根部疼痛，有时放射至头顶部，前组筛窦炎疼痛晨起重午后轻，后组则晨起轻午后重。蝶窦炎症头颅深部疼痛，晨起轻午后重。X线摄片显示患侧鼻窦混浊，黏膜增厚，上颌窦炎可见液平面。

2）慢性鼻窦炎：多因急性鼻窦炎未彻底治愈或反复发作形成。有慢性全身中毒症状，如头昏、记忆力减退、精神不振等。涕多，自前鼻孔流出或流入鼻咽部，鼻塞轻重不一，嗅觉障碍，头钝痛或闷痛，前组鼻窦炎多为前额痛，后组多为枕部痛。鼻黏膜肿胀或肥厚，中鼻甲肥大或呈息肉样变。前组中鼻道有脓，后组嗅裂有脓。必要时可行体位引流法以助诊断。透照法、X线摄片、鼻窦CT、上颌窦穿刺冲洗均有助于诊断。

4.2 新九针技术在鼻窦炎中的应用

技术一

选取针具 锋钩针、毫针

针法操作 锋钩针取通天、印堂、迎香穴钩刺出血，每穴钩割 3～5 下。毫针取风池、合谷、列缺、上星、通天。平补平泻，每日 1 次。

随证加减 肺经风热型加大椎、曲池、风门，毫针针刺泻法。胆腑郁热型加阳陵泉、太冲，毫针针刺泻法。脾胃湿热型加阴陵泉，毫针针刺泻法，足三里平补平泻。

操作间隔 锋钩针1周2次，2次1个疗程。毫针每天1次，5次1个疗程。
主治 急性鼻窦炎。

技术二

选取针具 梅花针、磁圆梅针、锋钩针、毫针
操作规程 梅花针中重度手法刺叩击头部足太阳膀胱经3～5遍及沿鼻两侧各叩刺2～3遍。磁圆梅针中度手法叩击督脉、手太阴肺经3～5遍，至皮肤微红。锋钩针取通天、印堂、迎香穴钩刺出血，每穴钩割3～5下。毫针取风池、太阳、合谷、列缺、上星、通天。平补平泻，每日1次。
随证加减 肺气虚寒型加肺俞、尺泽毫针针刺，平补平泻。脾气虚弱型加至阳、足三里毫针针刺，补法。皆可加迎香、印堂艾灸。
操作间隔 梅花针、磁圆梅针、毫针每日1次，10次1个疗程。锋钩针1周1次，3次1个疗程。
主治 慢性鼻窦炎。

4.3 注意事项

1）针刺治疗鼻窦炎疗效好，对副鼻窦炎效果较差，可作为其他治疗。
2）牙源性上颌窦炎继发鼻窦炎者要注意原发病的治疗。
3）慢性反复发作者，必须配合专科影像检查，排除肿瘤。
4）除治疗外，要嘱咐患者清洁鼻腔，去除积留鼻涕，保持鼻道通畅，养成盐水漱口，早晚刷牙习惯，保持鼻咽，口腔卫生。

5 过敏性鼻炎

5.1 概述

5.1.1 概念

过敏性鼻炎属于变态反应性疾病。又称为鼻敏感，是一种成因很复杂的上呼吸道疾病。是由于患病机体对自然界中的某种物质发生过敏反应引起的，临床以突发性鼻痒，喷嚏，流涕清稀量多，鼻塞为主证，以起病急，消失快，常反复发作，病程长为特点。本病属于中医学"鼻鼽"范畴。

5.1.2 病因病机

(1) 中医病因病机

中医认为本病由于肺气虚弱，卫表不固，复感风寒或风热之邪，犯及鼻窍，邪正相搏，肺气不得通调，津液停聚，上客鼻窍，鼻窍壅塞，遂致此病；或烟尘异味，花粉等刺激，致营卫失和，腠理郁闭，上客鼻窍，致其壅塞而发病；或脾气虚弱；或肾虚摄纳无权。而致卫表不固，肺气不宣，津液停聚，鼻窍壅塞而发病。故鼻鼽的病变在肺，但其病理变化与脾肾有一定关系。

(2) 西医病因病机

变应性鼻炎是一种由基因与环境互相作用而诱发的多因素疾病。变应性鼻炎的危险因素可能存在于所有年龄段。

遗传因素：鼻炎患者具有特应性体质，通常显示出家族聚集性，已有研究发现某些基因与变应性鼻炎相关联。

变应原暴露：它们多来源于动物、植物、昆虫、真菌或职业性物质。其成分是蛋白质或糖蛋白，极少数是多聚糖。变应原主要分为吸入性变应原和食物性变应原。吸入性变应原是变应性鼻炎的主要原因。常见的有螨、花粉、动物皮屑、真菌变应原、蟑螂变应原、食物变应原等诱导特异性免疫球蛋白 E（IgE）抗体，附着于肥大细胞、嗜碱细胞的细胞膜上，使鼻黏膜致敏。当相同的变应原再次进入机体时，变应原即与介质细胞膜表面的 IgE 发生桥连，并激发细胞膜产生一系列生化变化，使之脱颗粒，释放大量生物活性介质，导致鼻黏膜毛细血管扩张，通透性增高，组织水肿，腺体分泌增加，嗜酸性粒细胞聚集，感觉神经末梢敏感性增强，从而产生鼻痒、喷嚏、流清涕、鼻塞、鼻黏膜苍白水肿等症状。

5.1.3 临床表现

变应性鼻炎的典型症状主要是阵发性喷嚏、清水样鼻涕、鼻塞和鼻痒。部分伴有嗅觉减退。

1）喷嚏：每天数次阵发性发作，每次多于 3 个，多在晨起或者夜晚或接触过敏原后立刻发作。

2）清涕：大量清水样鼻涕，有时可不自觉从鼻孔滴下。

3）鼻塞：间歇或持续，单侧或双侧，轻重程度不一。

4）鼻痒：大多数患者鼻内发痒，花粉症患者可伴眼痒、耳痒和咽痒。

5.1.4 临床诊断

(1) 中医诊断

1）肺经郁热型：多见于鼻鼽初起或禀质过敏者。患者遇热气或食辛热的食物时，鼻胀塞、酸痒不适，喷嚏频作，鼻流清涕，鼻下甲肿胀，色红或紫暗，或见咳嗽咽痒，口干烦热。脉弦或弦滑，舌质红，苔白。

2）肺气虚寒型：鼻窍奇痒，喷嚏连连，继则流大量清涕，鼻塞不通，嗅觉减退。病者平素恶风怕冷，易感冒，每遇风冷则易发作，反复不愈。全身症见倦怠懒言，气短音低，或有自汗，面色发白。舌质淡红，苔薄白，脉虚弱。

3）脾气虚弱型：鼻塞鼻胀较重，鼻涕清稀或黏白，淋漓而下，嗅觉迟钝，双下鼻甲黏膜肿胀较甚，苍白或灰暗，或呈息肉样变。患病日久，反复发作，平素常感头重头昏，神昏气短，怯寒，四肢困倦，胃纳欠佳，大便或溏。舌质淡或淡胖，舌边或有齿印，苔白，脉濡弱。

4）肾阳亏虚型：鼻鼽多为长年性，鼻痒不适，喷嚏连连，时间较长，清涕难敛，早晚较甚，鼻甲黏膜苍白水肿。患者平素颇畏风冷，甚则枕后、颈项、肩背亦觉寒冷，四肢不温，面色淡白，精神不振。或见腰膝酸软，遗精早泄，小便清长，夜尿多。舌质淡，脉沉细弱。

(2) 西医诊断

1）临床症状喷嚏、清水样涕、鼻塞、鼻痒等症状出现 2 项及 2 项以上，每天症状持续或累计在 1 小时以上。可伴有眼痒、结膜充血等眼部症状。

2）体征常见鼻黏膜苍白、水肿或有息肉、总鼻道及鼻底可见水样分泌物。

3）变应原皮肤点刺试验阳性，和（或）血清特异性 IgE 阳性，必要时可行鼻激发试验。

4）鼻分泌物检查含多数嗜酸性细胞。

5.2 新九针技术在过敏性鼻炎中的应用

选取针具 梅花针、火针、毫针

操作规程 梅花针中度手法叩刺头部、颈背部督脉、华佗夹脊穴、足太阳膀胱经穴。毫针取神庭透上星、风池、迎香、印堂向鼻根透刺，前顶双针斜向下对刺，鱼际、合谷、至阴，留针 30 分钟。细火针取迎香（双）、素髎、攒竹（双）、印堂、前顶、上星、风池（双）、风府穴，浅疾刺。

随证加减 肺经郁热型加大椎、风门、鱼际，毫针泻法。肺气虚寒型加肺俞、尺泽、太渊，毫针平补平泻。脾气虚弱型加脾俞、足三里、关元，毫针加灸。肾阳亏虚型加肾俞、命门、关元，毫针加灸。

操作间隔 梅花针、毫针每天 1 次，10 次 1 个疗程。火针 1 周 1~2 次，5 次 1 个疗程。

主治 过敏性鼻炎。

5.3 注意事项

1）治疗本病可以梅花针分别配毫针、细火针交替使用。

2）顽固患者可用埋线疗法，首次取大椎、风门透肺俞、肾俞、合谷、足三里、迎香、印堂，20~25 天 1 次，3 次 1 个疗程。

3）叮嘱患者避免接触过敏源，出门佩戴口罩。

6 慢性咽炎

6.1 概述

6.1.1 概念

慢性咽炎是咽部黏膜、淋巴组织及腺体的一种慢性炎症。多由于急性咽炎的反复发作、烟酒过度、鼻腔分泌物倒流以及鼻腔阻塞而长期用口呼吸等因素所引起。弥漫性咽部炎症常为上呼吸道慢性炎症的一部分；局限性咽部炎症则多为咽淋巴组织炎症。本病在临床中常见，病程长，症状容易反复发作。本病属于中医"喉痹""梅核气"范畴。

6.1.2 病因病机

(1) 中医病因病机

中医学认为，本病多由风热火毒侵袭咽喉，或肺胃积热循经上扰，风火热毒蕴结于咽喉；或体虚、劳累、久病而致肺肾两虚，虚火上炎，灼于喉部而致。常因外感风热或食辛辣香燥之品而诱发。病位在咽喉，涉及肺、胃、肝、肾等脏腑。

(2) 西医病因病机

急性咽炎的反复发作是导致慢性咽炎的主要原因。

1）咽部邻近的上呼吸道病变如鼻腔、鼻窦、鼻咽部的慢性炎症，慢性扁桃体炎的慢性炎症及口腔炎症可蔓延扩散导致慢性咽炎。

2）温度、湿度的变化、空气质量差、烟酒刺激、辛辣刺激性食物、粉尘、有害气体及放射性照射也是导致慢性咽炎的原因。

3）职业因素如长期大量用声者如教师、歌唱者及易感体质因素亦可引起本病。

4）全身因素如贫血，消化不良，胃食道反流，心脏病（因血液循环障碍影响咽部静脉回流造成咽部局部瘀血），慢性支气管炎，支气管哮喘，风湿病，肝、肾疾病等，也可引发慢性咽炎。内分泌紊乱，自主神经失调，臭鼻杆菌及类白喉杆菌的感染，维生素缺乏及免疫功能紊乱等均与萎缩性及干燥性咽炎相关。

5）过敏因素如吸入性过敏原（包括季节性与常年性过敏原），药物、工作环境中的化学刺激物及食物过敏原都可以引起变应性咽炎。

6.1.3　临床表现

咽部不适感、异物感、咽部分泌物不易咯出、咽部痒感、烧灼感、干燥感或刺激感，还可有微痛感。由于咽后壁通常因咽部慢性炎症造成较黏稠分泌物黏附，以及由于鼻、鼻窦、鼻咽部病变造成夜间张口呼吸，常在晨起时出现刺激性咳嗽及恶心。由于咽部异物感可表现为频繁吞咽。咽部分泌物少且不易咳出者常表现为习惯性的干咳及清嗓子咯痰动作，若用力咳嗽或清嗓子可引起咽部黏膜出血，造成分泌物中带血。

6.1.4　临床诊断

（1）中医诊断

1）肺肾阴虚型：咽部干燥，灼热疼痛不适，午后较重，或咽部异物感，干咳痰少而稠，或痰中带血，午后潮热，盗汗颧红，手足心热，舌红少津，脉细数。

2）脾胃虚弱型：咽喉梗梗不利或痰黏着感，咽燥微痛，口干而不欲饮或喜热饮，易恶心作呕，或时有呃逆泛酸，若受凉、疲倦、多言则症状加重，平素容易感冒，倦怠乏力，短气懒言，动则汗出，胃纳欠佳，或腹胀，大便不调，舌质淡红边有齿印，苔薄白，脉细弱。

3）脾肾阳虚型：咽部异物感，梗梗不利，痰涎稀白，面色苍白，形寒肢冷，腰膝冷痛，腹胀纳呆，下利清谷，舌质淡嫩，舌体胖，苔白，脉沉细弱。

4）痰凝血瘀型：咽部异物感、痰黏着感、燋热感，或咽微痛，痰黏难咳，咽干不欲饮，易恶心呕吐，胸闷不适。舌质暗红，或有瘀斑瘀点，苔白或微黄，脉弦滑。

（2）西医诊断

常有急性咽炎反复发作史，或因鼻病长期张口呼吸及烟酒过度、环境空气干燥、粉尘和刺激性气体污染等。

咽部不适，或疼、或痒、或干燥感、灼热感、烟熏感、异物感等；刺激性咳嗽，晨起用力咳出分泌物，甚或作呕。病程2个月以上，常因受凉、感冒、疲劳、多言等原因致症状加重。

查咽部慢性充血，加重。呈暗红色，或树枝状充血；咽后壁淋巴滤泡增生，或咽侧索肿大；咽黏膜增生肥厚，或干燥、萎缩、变薄，有分泌物附着。

6.2　新九针技术在慢性咽炎中的应用

技术一

选取针具　锋钩针、三棱针、毫针

操作规程 锋钩针咽部挑刺出血。三棱针双少商、商阳穴点刺放血。毫针针刺大椎、曲池、合谷、鱼际针以泻法。照海、太溪针以补法。

随证加减 风寒配风池、风门、合谷，风热配大椎、曲池、尺泽，毫针针刺。

操作间隔 锋钩针、三棱针1周1～2次，1次1个疗程。毫针每天1次，3次1个疗程。

主治 慢性咽炎急性发作。

技术二

选取针具 火鍉针、锋钩针、毫针、梅花针

操作规程 梅花针中度手法叩刺督脉（颈段、胸段）、夹脊（胸段）、任脉（胸部）5～7遍，至微出血。以1%丁卡因或2%利多卡因局部浸润麻醉后用火鍉针烙熨增生之滤泡。烙熨后用锋钩针钩刺大椎、天柱，并点刺少商、商阳、少冲放血。毫针取人迎、天突、鱼际、太溪、照海，平补平泻，留针30分钟。

随证加减 肺肾阴虚型加肺俞、肾俞。脾胃虚弱型加至阳、脾俞、胃俞、足三里。脾肾阳虚加命门、关元、足三里。痰凝血瘀型配脾俞、膈俞、丰隆、血海，毫针针刺。

操作间隔 梅花针、毫针每天1次，5次1个疗程。火鍉针配锋钩针一般1次即愈，1次未愈可于1月后同法治疗。

主治 慢性咽炎慢性炎症期。

6.3　注意事项

1）新九针治疗本病效果很好。同时应注意口腔卫生，减少烟酒辛辣的刺激，有助于预防。

2）火鍉针烙刺法治疗本病时应注意，首先麻醉必须到位，否则咽反射明显，患者不能配合。其次火鍉针在酒精灯上烧灼1～2分钟即可，不可温度过高，以免烧灼烙刺时损伤黏膜下肌层。可配合药物同时治疗。

3）火鍉针烙刺治疗后可予漱口液饭后睡前漱口，华素片或西瓜霜含片含服以防止局部感染，缓解患者不适。要求患者2周内忌食辛辣寒凉及干硬食物。

7 失眠病

7.1 概述

7.1.1 概念

失眠是指无法入睡或无法保持睡眠状态，导致睡眠不足。又称入睡和维持睡眠障碍，为各种原因引起入睡困难、睡眠深度或频度过短、早醒及睡眠时间不足或质量差等，是一种常见病。

现代医学中的神经官能症、更年期综合征、神经衰弱等疾病，临床表现以失眠为主要症状者，都可以按本病进行辨证施治。

7.1.2 病因病机

(1) 中医病因病机

中医学认为：形成不寐的原因很多。思虑劳倦，内伤心脾，心肾不交，阴虚火旺，肝阳扰动，心胆气虚以及胃中不和等因素，均可影响心神而导致不寐。

1）思虑劳倦太过，伤及心脾，心伤则阴血暗耗，神不守舍；脾伤则食少纳呆，生化之源不足，营血亏虚，不能上奉于心，以致心神不安而不寐。

2）心肾不交：素体虚弱，或久病之人，肾阴耗伤，不能上奉于心，水不济火，则心阳独亢；或五志过极，心火内积，不能下交于肾，心肾失交，心火亢盛，热扰神明，神志不宁，因而失眠。

3）阴虚火旺，肝阳扰动，情志所伤，肝气不疏，郁而化火，火性上炎，或阴虚阳亢扰动心神，心神不宁而失眠。

4）心虚胆怯，心胆虚怯，决断无权，遇事易惊，心神不宁而失眠，或暴受惊骇，情绪紧张，终日惕惕，渐至心虚胆怯而失眠。因虚、因惊均可出现失眠，而二者又往往互为因果。

5）胃气不和，夜卧不安，饮食不节，肠胃受伤，水谷不化，反成湿痰，壅遏于中，上扰心神，则成失眠。

(2) 西医病因病机

1）心理、精神因素导致的失眠：心理因素如焦虑、烦躁不安或情绪低落、心情不愉快等，都是引起失眠的重要原因。

2）因身体疾病造成的失眠：失眠的身体疾病有心脏病、肾病、哮喘、溃疡病、关节炎、骨关节病、肠胃病、高血压、睡眠呼吸暂停综合征、甲状腺功能亢进、夜间肌阵挛综合征、脑疾病等。

3）因生理造成的失眠：环境的改变，会使人产生生理上的反应，如乘坐车、船、飞机时睡眠环境的变化；卧室内强光、噪音、过冷或过热都可能使人失眠。

4）服用药物和其他物质引起的失眠：服用中枢兴奋药物可导致失眠，如减肥药苯丙胺等。长期服用安眠药，一旦戒掉，也会出现戒断症状。茶、咖啡、可乐类饮料等含有中枢神经兴奋剂，晚间饮用可引起失眠。酒精干扰人的睡眠结构，使睡眠变浅，一旦戒酒也会因戒断反应引起失眠。

7.1.3 临床表现

入睡困难；不能熟睡，睡眠时间减少；早醒、醒后无法再入睡；频频从噩梦中惊醒，自感整夜都在做噩梦；睡过之后精力没有恢复；发病时间可长可短，短者数天可好转，长者持续数日难以恢复；容易被惊醒，有的对声音敏感，有的对灯光敏感；很多失眠的人喜欢胡思乱想；长时间的失眠会导致神经衰弱和抑郁症，而神经衰弱患者的病症又会加重失眠。

7.1.4 临床诊断

(1) 中医诊断

1）肝郁化火型：失眠，性情急躁易怒，不思饮食，口渴喜饮，目赤口苦，小便黄赤，大便秘结，舌红苔黄，脉弦而数。

2）胃腑不和型：失眠、头晕目眩、痰多胸闷、恶食嗳气，吞酸恶心，心烦口苦，或见呕哕痰涎，舌苔黄腻，脉滑或弦。

3）心肾不交型：心烦失眠，心悸不安，头晕耳鸣，五心烦热，健忘、盗汗梦遗，腰膝酸软，口干津少，舌红、脉细数。

4）心脾两虚型：夜来不易入寐，寐则多梦易醒，心悸健忘，面色少华、头晕目眩，神疲乏力，自汗出，纳呆脘痞、便溏、舌淡、苔薄白、脉细弱。

5）心胆气虚型：不寐多梦，易于惊醒，胆怯心悸，气短倦怠，小便清长，舌淡苔白，脉弦细。

(2) 西医诊断

通常指患者对睡眠时间和（或）质量不满足，并影响白天社会功能的一种主观体验。按临床常见的失眠形式有：

1）睡眠潜伏期延长：入睡时间超过30分钟；

2）睡眠维持障碍：夜间觉醒次数≥2次或凌晨早醒；

3）睡眠质量下降：睡眠浅、多梦；

4）总睡眠时间缩短：通常少于 6 小时；

5）日间残留效应：次晨感到头昏、精神不振、嗜睡、乏力等。

7.2　新九针技术在失眠中的应用

选取针具　梅花针、磁圆梅针、毫针、火针

操作规程　梅花针叩刺头部诸经，手足部井穴。磁圆梅针叩刺华佗夹脊穴（从项至腰骶），手厥阴心包经肘以下循行线。毫针取百会、四神聪、印堂、神门、安眠穴，毫针平补平泻，留针。三头火针取脐周穴（神阙四周各 1 寸）点灸 3～5 针。

随证加减　肝火加风池、内关、行间，毫针泻法；胃腑不和，痰热内盛加中脘、内关、丰隆，毫针泻法。心肾不交加内关、太溪，毫针补法，太冲毫针泻法，心俞、肾俞，毫针平补平泻。心脾两虚加内关、心俞、脾俞、足三里、中脘，毫针补法。心胆气虚加心俞、胆俞、脾俞、足三里，毫针补法。

操作间隔　梅花针、磁圆梅针、毫针每天 1 次，10 次 1 个疗程。火针 1 周 2 次，4 次 1 个疗程。

主治　失眠症。

7.3　注意事项

1）梅花针、磁圆梅针临证应用可择其一即可。可让患者自己备用磁圆梅针，睡前自行叩刺头部、内关穴。

2）本病发病与心理因素密切相关，应配合心理暗示治疗。

3）本病治疗，见效慢，疗程较长，病愈后还应坚持梅花针或磁圆梅针疗法 2～4 周以防止疾病复发。

4）注意祛除或避免发病病因或诱因，加强意志锻炼、保持心情舒畅，每天参加适当的体力劳动，加强体育锻炼、增强体质。

颈肩部疾病

8 颈椎病

8.1 概述

8.1.1 概念

颈椎病又称"颈椎综合征"，是指颈椎间盘退行性变，及其继发性椎间关节退行性变所致脊髓、神经、血管损害而表现的相应症状和体征。病较缓慢，易反复发作，发病年龄一般在 40 岁以后，近年来，有提前的趋势。多由急性损伤造成颈椎和椎间盘的损害，诱发颈椎病；或因慢性劳损，例如刺绣、缝纫、誊写等长期低头工作时，可引起颈部关节囊、韧带等松弛，颈项肌肉、筋膜等损伤，从而加速颈椎的退行性变化而逐步发生症状。其部分症状分别见于中医学的"项强"、"颈筋急"、"颈肩痛"、"头痛"、"眩晕"等病症中。好发于 40 ~ 60 岁中老年人，现在呈现低龄化趋势。

8.1.2 病因病机

(1) 中医病因病机

肾主骨生髓，肝藏血主筋，人到中年以后，肝肾由盛而衰，筋骨得不到精血的充分濡养，逐渐退化变性，在外伤、劳损、风寒湿侵袭等外因影响下，导致局部气血运行不畅，经络阻滞而发病，而局部病变又可进一步影响脏腑功能，产生眩晕、麻木、惊厥等复杂证候，属于"痹证"范畴。因此颈椎病是在内外结合下发病的，其特点是病程迁延，症状繁杂，轻重悬殊。

(2) 西医病因病机

颈椎病的发生主要源于椎间盘的退变，它最早出现在纤维环，继之影响到髓核，以至软骨板。当椎间盘发生退行性改变后，首先会造成椎间关节不稳和活动异常，进而波及小关节。早期主要软骨退变，渐而波及软骨下，形成骨关节炎，使关节间隙变窄，关节突肥大和骨刺形成，致使椎间孔变窄，刺激或压迫神经根，引起各种病痛。在椎间盘、关节突出现退变的同时，黄韧带和前后纵韧带亦增生肥厚，在后期会发生骨化或钙化，使椎管变窄或是在颈后伸时形成皱褶并突向椎管，最终在姿势不良、感受风寒或外伤等诸多诱因下使颈椎的某些节段发生错动和产生继发性的改变，进而使脊髓、血管或神经根受到刺激或压迫，产生各种症状和体征。

8.1.3 临床表现

1）颈型：颈部不适感有颈部疼痛、颈部酸胀、颈部发僵；晨起、劳累、姿势不正及寒冷刺激后突然加剧；活动颈部有"嘎嘎"响声；颈部肌肉发板、僵硬；用手按压颈部有疼痛点；按摩颈部有韧带"弹响"，转动颈部不够灵活等。

2）椎动脉型：颈部不适伴有眩晕，并且多与颈部活动相关联，伴有复视、眼震、耳鸣、耳聋、恶心呕吐等症状。

3）神经根型：颈部不适伴有一侧上肢节段的运动障碍或感觉麻木，甚至会出现手部以大、小鱼际肌及骨间肌的萎缩。

4）交感神经型：颈部不适伴有反射性自主神经功能紊乱的症候群，包括眼耳鼻喉部的症状如眼胀、干涩或多泪、视力变化、视物不清、眼前好像有雾等；耳鸣、耳堵、听力下降；鼻塞、咽部异物感、口干及味觉改变等；胃肠道症状如恶心甚至呕吐、腹胀、腹泻、消化不良、嗳气以及咽部异物感等；心血管症状如心悸、胸闷、心率变化、心律失常、血压变化等。

5）脊髓型：颈部不适伴有双侧或单侧下肢麻木、疼痛、僵硬发抖、无力、颤抖，行走困难，有踩棉花感。继而双侧上肢发麻，握力减弱，容易失落物品，甚至可有便秘、排尿困难与尿潴留或尿失禁等。

6）混合型：以上症状混合存在。

8.1.4 临床诊断

(1) 中医诊断

1）寒湿痹阻型：颈椎及上肢挛缩、麻木，颈部活动度受限，恶寒，口不渴，舌淡苔白，脉浮紧。

2）气滞血瘀型：头、颈、肩背麻痛，如针刺刀割，痛有定处，夜间痛甚，或心烦胸闷，面色无华，舌体紫黯或有瘀斑，脉细涩。

3）肝肾不足型：颈部僵痛，掣引肢臂，麻木痛甚，向后头部、耳后及肩手放射，头颈活动不便，伴腰膝酸软无力，头晕目眩，倦怠，舌质暗，脉沉细。

4）虚寒型：颈部疼痛，上肢麻木疼痛，麻木为主，畏冷，四肢欠温，疲乏无力，伴头晕，舌胖大，脉细弦无力。

（2）西医诊断

1）颈型：反复出现"落枕"现象。平时肩胛骨内上角和内侧缘常有酸胀疼痛感。排除颈肩软组织风湿及颈椎损伤。颈椎 X 线摄片可见退行性变化。

2）神经根型：有颈型颈椎病的临床表现。出现颈神经放射性疼痛。颈椎 X 光片显示与受害神经相对应的活动节段存在退行性征象。物理检查提示颈神经病变的定位在神经根，排除脊髓内、神经丛、神经干病变的可能性。

3）椎动脉型：有颈型颈椎病的临床表现。出现脊髓长传导束受压的症状、体征。脊髓损伤的平面不易确定，下肢运动与感觉障碍呈不完全性。颈椎损害症状呈波浪形逐渐发展和短暂缓解的趋势。X 线片显示椎体后缘明显骨质增生。CT、MRI 片显示脊髓受骨赘及膨出的颈椎间盘组织压迫。排除椎管内占位性病变。

4）脊髓型：四肢麻木无力，逐渐出现行走困难及大小便失禁，有肢体感觉减退或消失、肌肉萎缩、肌力差等体征。膝踝反射及肛门反射减弱或消失，晚期可出现肛门括约肌松弛及踝部感觉消失，以至完全瘫痪。颈椎 X 线检查，椎骨有明显骨刺或关节移位。腰椎穿刺试验可呈阳性，脑脊液蛋白含量增加。椎管造影或 CT 检查：可进一步确定椎间关节移位及骨刺突入椎管内的程度。

5）交感神经型：常有颈椎病神经根型的症状及阳性体征。有反射性交感神经的刺激症状，如视力模糊，瞳孔散大，心动过速或心律不齐，同时面部充血出汗，顽固性头疼，咽部有异物感以及血压升高等症状。

6）混合型：有以上两型或两型以上表现。常见为颈型合并其他型。

8.2　新九针技术在颈椎病中的应用

技术一

选取针具　磁圆梅针、毫针

操作规程　磁圆梅针中、重度手法叩刺颈夹脊 3～5 遍，毫针针刺风池、天柱、大椎、阿是穴、列缺、昆仑，平补平泻，留针。

随证加减　寒湿痹阻加风门、肺俞、尺泽，毫针针刺。气滞血瘀加膈俞、血海，毫针针刺。

操作间隔　每天 1 次，5 次 1 个疗程。

主治　颈型颈椎病。

技术二

选取针具　梅花针、磁圆梅针、锋钩针、毫针

操作规程　梅花针中度手法叩刺头部诸经 3~5 遍，磁圆梅针中、重度手法叩刺颈夹脊、手三阳经（颈肩部至指尖）3~5 遍，锋钩针钩割大椎、天柱、颈夹脊穴、天髎，大椎、天髎钩割后拔罐 10 分钟。毫针针刺风池、颈夹脊、曲池、压痛点、天柱、大椎、合谷、手三里等，泻法，留针。

随证加减　寒湿痹阻型加风门、肺俞、尺泽，毫针针刺。气滞血瘀型加膈俞、血海，毫针针刺。肝肾不足型加肝俞、肾俞、三阴交、太溪，毫针补法。虚寒型加命门、关元、足三里，温针灸。

操作间隔　梅花针、磁圆梅针、毫针每天 1 次，5 次 1 个疗程。锋钩针 1 周 1 次，3 次 1 个疗程。

主治　椎动脉型、神经根型、交感神经型及以上四者混合型颈椎病。

技术三

选取针具　磁圆梅针、锋钩针、火针、毫针

操作规程　磁圆梅针中、重度手法叩刺颈夹脊、手三阳经、足三阳经 3~5 遍，锋钩针钩割大椎、天柱、颈夹脊穴。细火针深疾刺颈夹脊穴、曲池、足三里，浅疾刺大椎、颈部脊间阿是穴。

随证加减　肝肾不足型加肝俞、肾俞、三阴交、太溪，毫针补法。虚寒型加命门、关元、足三里，温针灸。

操作间隔　磁圆梅针、毫针每天 1 次，10 次 1 个疗程。锋钩针 1 周 1 次，3 次 1 个疗程。火针 1 周 2 次，5 次 1 个疗程。

主治　脊髓型颈椎病。

8.3　注意事项

1）颈部有脊髓、脊神经、椎动脉等人体重要解剖结构，新九针治疗时应先掌握其局部解剖，安全施治，尤其是锋钩针、火针应用需注意。

2）应用新九针技术治疗本病取效后，后期可配合使用埋线疗法巩固疗效。

3）本病属退行性疾病，应配合手法整复、按摩则疗效更佳。

4）本病防重于治。因其发病与过劳、姿势不当等有关，应嘱咐患者注意俯首时间不宜过长，注意睡眠姿势和颈部保暖，进行太极拳、广播操等做全身性的锻炼及颈项功能的锻炼，防止复发或加重。

9　肩周炎

9.1　肩关节周围炎概述

9.1.1　概念

肩关节周围炎，又称冻结肩、肩凝症，是肩关节囊及其周围组织的一种退行性、炎症性病变。本病多单侧发病，少数双肩同时发生。以 50～60 岁发病率最高，女性多于男性，约为 3∶1，其发生年龄与肩关节产生严重退变年龄一致。一般而言，慢性代谢性疾病、营养不良、心脏病、肺疾患和精神病患者比健康人容易发生此病。肩关节周围炎属祖国医学"痹证"范围。

9.1.2　病因病机

(1) 中医病因病机

中医认为，人过中年阳气虚弱，正气渐损，肝肾不足，气血虚弱，营卫失调，以致筋脉肌肉失去濡养，遇有风湿寒邪外侵，易使气血凝滞，阳气不布，脉络不通故发本病。

1）正气内亏："七七肾气衰"，人到 50 岁左右，肝肾精气开始衰退，或劳逸过度，或病后体弱，致气血不足，筋脉得不到充分滋养，日久筋脉拘急，营卫失调。

2）邪气外侵：居住潮湿，中风冒雨，睡卧露肩等，均可致外邪内侵，寒湿留滞于筋脉，血受寒则凝，脉络拘急则痛；寒湿之邪侵淫于筋肉关节，以致关节屈伸不利。

(2) 西医病因病机

本病的病因尚未完全清楚，但根据临床观察及实验研究，本病可能与下列因素有关。

1）炎症改变：任何有关盂肱关节附近结构的炎症改变，均可成为导致肩周炎的诱发原因。如为急性炎症期，能适当合理地治疗，消除炎性病变，即可早期治愈不再继续发展；如未能有效治疗，其炎性病变蔓延扩散，可侵犯至关节囊、韧带等附近软组织。肱二头肌长头肌腱炎诱发者最为常见。

2）退变因素：随着年龄的增长，骨骼、肌肉、肌腱、腱鞘、韧带、关节囊、滑液囊等所有机体组织，都有一个自然退变过程，但同一个体各组织的退变程度是不同步的，各个组织器官的退变在个体之间又有着较大的差异，就肩关节而言，目前已知的肱二头肌腱鞘炎、冈上肌腱炎、肩峰下滑囊炎、三角肌下滑囊炎等病变与退变因素有关，而这些疾病如治疗不及时、均可逐渐引起肩周炎的发生。

3）外力损伤因素：肩部肌肉、肌腱、韧带在肩关节的各种功能活动中，作用是多种多样的，同一块肌肉或肌腱可受到不同方式作用力的叠加，肌力矢变换频繁，这是软组织损伤的条件。外力损伤可分为超强度损伤、无备过载损伤和慢性疲劳损伤3种情况。

4）环境因素：主要是风、寒、湿侵袭，尤其是老年人，组织退变、适应能力下降、反应迟钝，风寒湿之邪侵袭肩部软组织，可造成局部血液流速变慢、温度升高，可使毛细血管的渗出增多，这样可引起和加重肩关节周围软组织的无菌性炎症改变，使肩部对承受外力的功能下降，引起和加重肩周炎的发病。

5）疾病因素：由于颈椎病、心脏病、肺尖癌、膈下疾病等及肩肌痉挛，从而发生活动受限和肩关节粘连。

6）其他：如肩部肱骨外科颈骨折、肩关节脱位、上肢骨折等，使肩关节长期固定，肩关节功能锻炼缺乏，引发肩周炎。

9.1.3 临床表现

本病多为慢性发病，隐袭进行，多因上举外展活动引起疼痛始被注意，亦有疼痛较重进展较快者，病人无明显外伤史，但病变可由外伤诱发。

1）肩部疼痛：起初时肩部呈阵发性疼痛，多数为慢性发作，以后疼痛逐渐加剧或顿痛，或刀割样痛，且呈持续性，气候变化或劳累后，常使疼痛加重，疼痛可向颈项及上肢（特别是肘部）扩散，当肩部偶然受到碰撞或牵拉时，常可引起撕裂样剧痛，肩痛昼轻夜重为本病一大特点，多数患者常诉说后半夜痛醒，不能成寐，尤其不能向患侧侧卧，此种情况因血虚而致者更为明显；若因受寒而致痛者，则对气候变化特别敏感。

2）肩关节活动受限：肩关节向各方向活动均可受限，以外展、上举、内外旋更为明显，随着病情进展，由于长期废用引起关节囊及肩周软组织的粘连，肌力逐渐下降，加上喙肱韧带固定于缩短的内旋位等因素，使肩关节各方向的主动和被动活动均受限，当肩关节外展时出现典型的"扛肩"现象，特别是梳头、穿衣、洗脸、叉腰等动作均难以完成，严重时肘关节功能也可受影响，屈肘时手不能摸到同侧肩部，尤其在手臂后伸时不能完成屈肘动作。

3）怕冷：患肩怕冷，不少患者终年用棉垫包肩，即使在暑天，肩部也不敢吹风。

4）压痛：多数患者在肩关节周围可触到明显的压痛点，压痛点多在肱二头肌长头腱沟。肩峰下滑囊、喙突、冈上肌附着点等处，尤以肱二头肌腱长头腱沟为甚，少数呈肩周软组织广泛性压痛，无压痛点者少见。

5）肌肉痉挛与萎缩：三角肌、冈上肌等肩周围肌肉早期可出现痉挛，晚期可发生失用性肌萎缩，出现肩峰突起，上举不便，后弯不利等典型症状，此时疼痛症状反而减轻。

6）X线及实验室检查：常规摄片，大多正常，后期部分患者可见骨质疏松，但无骨质破坏，可在肩峰下见到钙化阴影。实验室检查多正常。

肩关节周围炎的病程发展可分三个阶段：

急性期：由于主要表现为疼痛，其关节活动受限，疼痛引起的肌肉痉挛、韧带、关节囊挛缩，但肩关节本身尚能有相当范围的活动度。

粘连期：疼痛症状明显减轻，因肩周软组织广泛粘连，活动范围极小，主要表现为肩关节活动严重受限，肩胛骨随之摆动而出现耸肩现象。本期病程为2～3个月。

缓解期：患者随疼痛的消减，在治疗及日常生活劳动中，肩关节的挛缩，粘连逐渐消失而恢复正常功能。少数患者可因未及时正确治疗而致肩关节完全强直。

9.1.4　临床诊断

（1）中医诊断
1）风寒湿痹型：肩部冷痛，遇风寒痛增，得温则减，恶风寒；舌淡苔白，脉弦紧。

2）瘀血阻滞型：肩部肿痛、拒按，夜间为甚；舌质暗，脉弦。

3）气血亏虚型：肩部酸痛，劳累加重，伴头晕目眩，气短懒言，心悸乏力，舌淡苔白，脉细弱。

（2）西医诊断
根据陶天遵主编2008年出版的《新编实用骨科学》中肩关节周围炎的诊断标准如下：

1）症状与体征：该病呈慢性发病，多数无外伤史，少数仅有轻微外伤。主要症状是逐渐加重的肩部疼痛及肩关节活动障碍。

2）X线检查：可无明显异常。肩关节造影则有肩关节囊收缩、关节囊下部皱褶消失，肩周炎后期可出现严重的骨质疏松改变。

9.2　新九针技术在肩关节周围炎中的应用

技术一

选取针具　磁圆梅针、火针、毫针

操作规程　磁圆梅针用重度手法叩刺肩关节周围局部阿是穴（局部敏感点）、肩髃，叩至皮肤充血为度。中、重度手法叩刺颈夹脊、手三阳经、手三阴经（肩部至肘部段）、局部压痛点3~5遍，至皮肤发红。细火针深疾刺肩髃、肩髎、肩贞、肩前、臑会、臂臑、天府、侠白、曲池、阿是穴，速刺不留针。毫针取条口透承山，以承山有胀感为度，边提插捻转，边嘱患者活动患侧肩关节，不留针。肩髃、肩髎进针行鸡爪刺，向下透刺2寸，泻法，不留针。

随证加减　风寒湿痹型加大椎、风门、肺俞毫针针刺，加拔罐。气血亏虚型加气海、关元、足三里毫针补法，可加灸。

操作间隔　磁圆梅针、毫针每天1次，5次1个疗程。火针1周2次，3次1个疗程。

主治　肩周炎早期及治疗后恢复期，以肩关节周围疼痛为主，不伴有活动障碍。

技术二

选取针具　磁圆梅针、锋钩针、毫针

操作规程　磁圆梅针用中度手法叩刺肩关节周围局部阿是穴、颈夹脊、手三阳经、手三阴经（肩部至肘部段）、局部压痛点3~5遍，至皮肤发红。锋钩针取肩前、肩后局部阿是穴、肩贞、曲垣、肩外俞或循肩部阳明、太阳经取痛点，每穴钩割3~5针，出血为度，加拔火罐10~15分钟。

随证加减　瘀血阻滞型加膈俞、血海毫针针刺，泻法。气血亏虚型加气海、关元、足三里毫针补法，可加灸。

操作间隔　磁圆梅针、毫针每天1次，5次1个疗程。锋钩针1周1次，轻者1次即可，重者3次1个疗程。

主治　肩周炎冻结期，以肩关节周围疼痛及活动障碍为主要表现。

9.3　注意事项

1) 找准压痛点是治疗本病的关键，常见的痛点有喙突、大结节、小结节、结节间沟、肩峰下、肩胛骨上角与内外缘等。针对痛点，可用火针深疾刺或用锋

钩针钩割。

2）治疗前必须明确诊断，行影像检查，排除肩关节结核、肿瘤、骨折、脱臼等其他疾病，尤其有外伤史者。

3）肩前穴位行锋钩针及火针治疗时要注意针下方向，一般要到达骨面施治，避免引起气胸。

4）冻结期患者治疗中应配合功能锻炼，做"爬墙、梳头、画圈"等动作，防止肩关节周围软组织再次粘连，影响恢复。

5）肩关节骨性关节炎，影像检查示关节间隙明显狭窄者，治疗效果较差，可配合关节腔注射玻璃酸钠以提高疗效。

上 肢 疾 病

10 网球肘

10.1 概述

10.1.1 概念

网球肘又称肱骨外上髁炎，是由于肱骨外上髁前臂伸肌群附着处的急、慢性损伤导致的无菌性炎症，以肘部疼痛、压痛、前臂旋转不利和伸腕抗阻阳性为主要特征。多见于从事旋转前臂、屈伸肘关节和肘部长期受震荡的劳动者，如网球运动员、打字员、木工、钳工、矿工等。中年人发病率较高，男女比为3：1，右侧多于左侧。属于中医"伤筋"、"筋痹"、"肘劳"范畴。

10.1.2 病因病机

(1) 中医病因病机
本病多由于风寒湿热邪入侵或者慢性劳损，损伤局部经脉，致局部气血运行不畅，瘀血停于局部，不通则痛。

(2) 西医病因病机
1) 外伤：伸肌总腱及其下的骨膜间有撕裂，继而引起粘连或感染，肘关节外侧部滑囊、滑膜的创伤性炎症或退行性变引起桡侧腕短伸肌的收缩引起肱骨外上髁部位的疼痛；环状韧带与桡侧副韧带损伤可以影响外上髁处的肌肉排列而在该处产生疼痛；手术后遗症等。

2) 神经源性疾病肱骨外上髁炎不能单纯地考虑局部，起码要从颈椎开始检查，根据神经分节支配的不同结构来确定发病的根本原因。根据神经性疾病的机理：①神经机能失调会使其支配的组织过敏和肌肉缩短。肌肉缩短可以拉紧肌腱而在局部产生疼痛；②虽然大部分肌肉和骨骼疼痛症状局限在一个结构上，例如"外上髁炎"或"腱鞘炎"，可是仔细检查会找出神经疾病的症状，尤其是找出某个腱的肌肉以及属于同神经肌组的其他肌肉的易触痛感和缩短。常常可以找到影响身躯整个侧面的症状，或在较小的程度上，找到影响身躯对侧的症状。③当神经机能失调后，其所支配的机体组织可出现敏感（易疼痛和触痛）、水肿、肌肉挛缩、胶原蛋白退变、肌腱及韧带肥厚等临床表现。肱骨外上髁远侧伸肌总腱内的钙化沉淀。伸肌总腱内的钙化沉淀在伸腕肌反复运动时可产生创伤性炎症刺激和该肌肉长期缩短而引起本病。肱桡关节滑膜边缘肥厚。肱桡关节创伤性滑膜炎或神经性疾病引起滑膜边缘肥厚、水肿，引起肱骨髁上部位的疼痛。

10.1.3 临床表现

一般起病缓慢，因急性损伤而发病者较为少见。发病后痛及前肩和前臂，局部有时会出现轻度的肿胀，活动前臂后疼痛加重，不能作握拳、旋转前臂动作，握物无力，严重者，握在手中的东西会自行掉下来。在附着于外上髁的肌肉群里可触摸到挛缩的条状肌肉纤维，有不同程度的触痛感。颈椎及肩周亦有不适感。

10.1.4 临床诊断

(1) 中医诊断

1）寒湿外侵型：肘部漫痛，得温痛减，遇劳加重，不能旋臂，提物困难；苔薄白，脉浮缓。

2）气血瘀阻型：痛如锥刺，向前臂及腕部放射，持物困难或握物无力；苔薄白，脉弦紧。

3）肝肾两亏型：肘痛，昼轻夜重，持物无力，伴头晕目眩耳鸣，腰酸膝软；舌红少苔，脉细弱。

(2) 西医诊断

1）常缓慢起病，多见于特殊工种或职业，如木工、钳工、矿工、网球运动员、打字员等。

2）因肘关节的受累，而导致肘关节疼痛，用力或劳累后疼痛加重，休息后减轻。

3）握拳、伸腕及旋转动作可引起肱骨外上髁疼痛加重。

4）查体有肱骨外上髁、桡骨头及二者之间局限性、极敏锐的压痛，皮肤无炎症，肘关节活动不受影响。

5）伸肌腱牵拉试验（Mills 征）阳性。前臂旋前位，并将腕关节屈曲后再伸直肘关节时（由于桡侧腕伸肌张力增大），如引起肱骨外上髁处疼痛即为阳性。伸肘位并握拳、屈腕，然后主动将前臂旋前，若引起外上髁疼痛也为 Mills 征阳性。

6）肘关节 X 线正侧位片证实无骨质病变，有时可见钙化阴影、肱骨外上髁粗糙、骨膜反应等。

10.2　新九针技术在网球肘中的应用

选取针具　磁圆梅针、火针、锋钩针、毫针

操作规程　磁圆梅针圆头中度手法叩刺手三阳经、患处局部 3～5 遍，至皮肤发红。细或中火针深疾刺压痛点，每处 3～5 针。锋钩针阿是穴钩割松解，加拔火罐留 10 分钟。毫针压痛点采用滞针手法，曲池、手三里、手五里提插捻转，留针。配合交经缪刺法，疼痛点对应的上肢对侧部位或下肢对侧部位，采用滞针手法，留针。

随证加减　寒湿外侵型加肘髎、尺泽、外关，毫针针刺，可温针。气血瘀阻型加尺泽、合谷，毫针针刺，平补平泻。肝肾两亏型加肝俞、肾俞、足三里、三阴交，毫针针刺，补法。

操作间隔　磁圆梅针、毫针每日 1 次，5 次 1 个疗程。火针 1 周 2 次，3 次 1 个疗程。锋钩针 1 周 1 次，1 次 1 个疗程。

主治　网球肘。

10.3　注意事项

1）治疗期间应避免肘部过度用力，可作适当的活动，有利于康复；但急性发作者应绝对避免肘关节活动。

2）注意局部保暖，免受风寒。

11 腱鞘炎

11.1 概述

11.1.1 概念

腱鞘炎好发于 30~50 岁，女性多于男性，其比例为 10：1。常见于一些需要长期重复活动，导致肌腱劳损的职业如打字员、器乐演奏家、银行工作人员、货物搬运或需要长时间电脑操作的行业等。也可能由外伤诱发，另外，骨关节炎、一些免疫疾病，糖尿病甚至是感染也有可能引起腱鞘炎。孕期、哺乳期及更年期的女性，由于内分泌变化，发病几率高于平常。本病属中医"伤筋"、"筋结"范畴。

11.1.2 病因病机

(1) 中医病因病机

1）积累劳损，气血瘀滞：手指劳作过度，频繁伸屈，积劳伤筋。

2）肝肾亏损，气血不足：随着年龄增长，肝肾精气衰退，气血不足，手指周围筋肉失于气血滋养，屈指肌腱退行性变性，滑膜鞘分泌功能减退，轻微外界刺激可导致局部炎症。

3）外感风寒：手指部遭受寒凉刺激，血运迟滞，瘀结不通，不通则痛而导致本病发作。

(2) 西医病因病机

屈伸肌腱在走行过程中，经关节成角部位处，会经过一些骨纤维通道，即腱鞘结构，其作用是使肌腱紧贴附于骨面，不会因关节成角运动时而绷起或左右滑动，从而增加肌腱滑动的有效性及准确性。腱鞘炎的产生，主要有两种情况。

1）机械性损伤：当肌腱长时间重复、过度的滑动，与腱鞘组织过度机械摩擦，诱发炎症反应，导致腱鞘组织肿胀、增生并狭窄，因而出现疼痛、肌腱滑动受阻，甚至肌腱嵌顿，导致腱鞘炎。

2）继发性损伤：糖尿病、类风湿性关节炎、感染性疾患、急性创伤等也可能导致诱发腱鞘炎。

11.1.3　临床表现

腱鞘分布在人体腕部，掌指部，足部和肩部二头肌腱沟等处，因此，腱鞘炎在指、趾、腕、踝及肩部均可发生，尤以腕部和手指最为常见，如桡骨茎突性鞘炎和屈指肌腱狭窄性腱鞘炎。

临床起病多比较缓慢，有时也会突然出现症状。通常表现为发病部位疼痛，可以向近端或远端放射，可能出现晨僵，通常关节晨僵的感觉在起床后最为明显，随手指活动，晨僵症状可慢慢缓解，但疼痛症状并不会随着活动频繁而明显缓解。受累的关节出现肿胀，局部有时可触及硬结，手指活动时出现弹响，甚至出现暂时性嵌顿，需要被动活动关节才能够缓解。关节活动受限，当肌腱完全嵌顿后，手指屈伸活动丧失。

11.1.4　临床诊断

(1) 中医诊断

1）风寒痹阻型：患部肿胀疼痛，发僵，畏寒。舌苔薄白，脉浮紧。

2）气滞血瘀型：患部肿胀刺痛，活动不利，皮肤稍灼热。舌苔薄黄或薄白，脉弦或弦涩。

3）肝肾亏虚型：患部酸痛，关节活动无力，劳累后加重。舌红苔少，脉细。

(2) 西医诊断

1）桡骨茎突狭窄性腱鞘炎：症见桡骨茎突周围疼痛，局部肿胀，亦有肿胀不明显。疼痛可放射到手指和前臂。活动腕及拇指时疼痛加重，不能提重物。查体见桡骨茎突处压痛明显，有时可触及硬结节，腕和拇指活动稍受限。握拳尺偏试验阳性，拇指指握于掌心、握拳，腕关节向尺侧侧屈，此时桡骨茎突处出现剧痛。

2）屈指肌腱狭窄性腱鞘炎：有手指长期劳损病史。多见于妇女或手工劳动者，好发于拇指、中指及环指。症见患指屈伸不灵活，伴有酸痛，以晨起为重，活动后好转。晚期患指屈伸障碍加重，有时有"弹响"或"卡顿"现象，严重时患指不能屈伸。查体于掌指关节掌面可触及结节样隆起，压痛明显，伸屈活动时可在结节处触摸到摩擦感及弹跳感。屈指抵抗试验阳性。

11.2　新九针技术在腱鞘炎中的应用

技术一

选取针具　火针、毫针

操作规程　细火针浅疾刺压痛点。每处 3 ~ 5 针，速刺不留针，深度 1 ~ 3 分。毫针在狭窄的腱鞘部施围刺或鸡爪刺，可温针。

随证加减　风寒痹阻型加大椎、外关，毫针针刺，泻法。气滞血瘀型加合谷、太冲、膈俞，毫针针刺，留针。

操作间隔　毫针每天 1 次，5 次 1 个疗程。火针 1 周 2 次，3 次 1 个疗程。

主治　屈指肌腱狭窄性腱鞘炎，症见疼痛，而不伴有关节弹响。

技术二

选取针具　锋钩针、毫针

操作规程　锋钩针阿是穴钩割，深达骨面后方可操作，顺肌纤维走行方向纵向钩割 3 ~ 5 针，出针后，嘱患者活动患指，疼痛及弹响缓解或消失为度。毫针在狭窄的腱鞘部施围刺或鸡爪刺，可温针。

随证加减　气滞血瘀型加合谷、太冲、膈俞，毫针针刺，留针。肝肾亏虚型加肝俞、肾俞、太溪，毫针针刺，补法。

操作间隔　毫针每天 1 次，5 次 1 个疗程。锋钩针 1 周 1 次，轻者 1 次即愈，重者 3 次 1 个疗程。

主治　桡骨茎突狭窄性腱鞘炎，屈指肌腱狭窄性腱鞘炎症见局部疼痛伴有关节弹响或不能屈伸。

11.3　注意事项

1）治疗桡骨茎突狭窄性腱鞘炎时一定要严格掌握局部解剖，避免对桡神经迷走腱和桡动脉的损伤。

2）拇指屈肌腱腱鞘炎治疗时，锋钩针进针点要偏向尺侧，针刃方向与肌腱走行一致，避免损伤肌腱及两侧的血管神经束。

3）锋钩针钩割治疗以切开浅层腱鞘为度，勿切割肌腱。

4）屈指肌腱腱鞘炎进行锋钩针钩割治疗时，切忌让患者在未出针前进行屈伸活动，避免针尖断裂于体内。

5）治疗期间应减少活动，适当休息，同时患部应注意保暖。

腰背部疾病

12　背肌筋膜炎

12.1　概述

12.1.1　概念

肌筋膜炎又称"腰背肌损伤"、"腰背部纤维炎"、"腰背筋膜疼痛症候群"等，是指因寒冷、潮湿、慢性劳损而使腰背肌筋膜及肌肉组织发生水肿、渗出及纤维性变。多发于寒冷，潮湿地区的腰背部超负荷劳动、长期固定坐姿的人群中。本病属中医"痹证"范畴。

12.1.2　病因病机

(1) 中医病因病机

久卧湿地，贪凉或劳累后反复感寒邪，风寒湿邪侵入机体，寒凝血滞，使肌筋气血运行不畅，经络痹阻不通；或劳作过度，筋脉受损，气血阻滞脉络；或素体虚弱，气血不足，筋脉失荣而发本病。

(2) 西医病因病机

慢性劳损是最多见的原因之一，肌肉、筋膜受损后发生纤维化改变，使软组织处于高张力状态，从而出现微小的撕裂性损伤，最后又使纤维样组织增多、收缩，挤压局部的毛细血管和末梢神经出现疼痛。潮湿、寒冷的气候环境为另一重要发病因素，湿冷可使肌肉血管收缩，缺血，水肿引起局部纤维浆液渗出，最终形成纤维织炎。慢性感染、精神忧郁、睡眠障碍、甲状腺功能低下以及高尿酸血症等疾病也经常并发肌筋膜炎。常见如下几个诱发因素。

1）部分患者有程度不等的外伤史。肌肉、筋膜受损伤后，未及时治疗或治疗不彻底，留下隐患，迁延日久而致病。

2）因工作姿势不良，长期处于单一的特定姿势；或因工作紧张，持续性负重，过度劳累等，迁延日久而致病。

3）感受风寒湿邪，经络阻滞、气血运行不畅、影响肌肉筋膜的营养和代谢，迁延日久而致病。

4）患者体弱，免疫功能不强；或是腰骶椎先天变异（畸形）；或是脊柱退行性疾病（骨质增生）诱发。

12.1.3　临床表现

1）局部肌肉痛：慢性持续性酸胀痛或钝痛，疼痛呈紧束感或重物压迫感，腰、背、骶、臀、腿、膝、足底、颈、肩、肘或腕等均可发生。

2）缺血性疼痛：局部受凉或全身疲劳、天气变冷会诱发疼痛，深夜睡眠中会痛醒、晨起僵硬疼痛，活动后减轻。但常在长时间工作后或傍晚时加重，当长时间不活动或活动过度甚至情绪不佳时也可疼痛加重。

3）固定压痛点：体检时发现病人一侧或局部肌肉紧张、痉挛、隆起、挛缩或僵硬。压痛点位置常固定在肌肉的起止点附近或两组不同方向的肌肉交接处，压痛点深部可摸到痛性硬结或痛性肌索。

4）可能有局部或临近部位的损伤史，妇女发病多于男性。

12.1.4　临床诊断

(1) 中医诊断

1）风寒湿阻型：腰部疼痛板滞，转侧不利，疼痛牵及臀部、大腿后侧，阴雨天气加重，伴恶寒怕冷。舌淡苔白，脉弦紧。

2）湿热蕴结型：腰背部灼热疼痛，热天或雨天加重，得冷稍减或活动后减轻；或见发热、身重、口渴、不喜饮。舌红、苔黄腻，脉濡数或滑数。

3）气血凝滞型：晨起腰背部板硬刺痛，痛有定处，痛处拒按，活动后减轻。舌暗苔少，脉涩。

4）肝肾亏虚型：腰部隐痛，时轻时重，劳累后疼痛加剧，休息后缓解。舌淡苔少，脉细弱。

(2) 西医诊断

参照中华医学会《临床诊疗指南骨科分册》诊断标准：

1）腰背部广泛疼痛，常因剧烈活动或寒冷诱发；并具引发放射区，即重压肌筋膜区皮下结节，除在该点有酸胀感外，还可在该点周围或距离稍远区域引发疼痛或肌紧张。

2）腰背部活动受限、肌肉痉挛，部分患者有明确的疼痛扳机点。

3）X线检查无阳性体征。

12.2　新九针技术在背肌筋膜炎中的应用

选取针具　磁圆梅针、锋钩针、毫针

操作规程　磁圆梅针圆针头叩刺背部督脉、足太阳膀胱经第一、第二侧线3～5遍。重点叩刺阿是部位及结节、条索状物。锋钩针阿是穴及结节、条索部位钩割3～5针，加拔火罐留10～15分钟。毫针选取压痛点、阳性反应物相应脊柱节段督脉、夹脊穴、膀胱经第一、第二侧线穴，委中，泻法，留针。

随证加减　风寒湿阻型加大椎、风门、阴陵泉，毫针针刺，泻法，加拔罐。湿热蕴结型加大椎、曲池，毫针针刺，泻法。气血凝滞型加膈俞毫针针刺加拔罐。肝肾亏虚型加肝俞、肾俞，毫针针刺，补法。

操作间隔　磁圆梅针、毫针每天1次，5次1个疗程。锋钩针1周1次，轻者1次即愈，重者3次1个疗程。

主治　背肌筋膜炎。

12.3　注意事项

1）应用锋钩针、毫针治疗本病，一定严格控制针刺深度，避免造成气胸。锋钩针钩割可采用提捏钩割法，毫针针刺深度据患者肥瘦决定，以0.5～1寸为佳。

2）本病多与患者久坐劳损有关，故应嘱咐患者避免长时间同一姿势坐位，1小时左右应起立活动10～15分钟。

3）患者应加强腰背肌功能锻炼，积极参加体育活动，如体操、打太极等，增强腰背部的肌力和身体素质。且锻炼要劳逸结合、注意局部保暖、防止受凉、感冒等。

13 急性腰扭伤

13.1 概述

13.1.1 概念

急性腰扭伤是腰部肌肉、筋膜、韧带和关节（包括椎间关节突关节、腰骶关节和骶髂关节）的急性损伤。多在体位不当、腰部运动不协调的情况下发生，以青壮年和体力劳动者多见，中年以后则以脑力劳动者多见。本病属中医"跌仆"、"闪挫"的范畴，俗称"闪腰"。

以体力劳动者或青壮年多见，多有明显扭腰或闪腰的外伤史。腰部疼痛或剧痛，当咳嗽、深呼吸时加重，活动不便，呈持续性疼痛，部位较固定。来诊的患者常以一手或双手撑、持腰部、迈步短小、步履迟缓，腰部活动受限。有的患者可在受伤时听到或感到腰椎错动时出现的弹响声。

13.1.2 病因病机

(1) 中医病因病机

剧烈运动或负重持重时姿势不当，或不慎跌仆、牵拉和过度扭转等原因，引起某一部位的皮肉筋脉受损，以致经络不通，经气运行受阻，瘀血壅滞局部而成。

(2) 西医病因病机

在腰部用力不协调、用力过猛、活动过度、受到外来打击、本身肌肉状态不好（如受凉、姿势不良、已有急慢性劳损存在）、先天性解剖结构异常时，容易拉伤骶棘肌、棘上韧带、棘间韧带、腰背筋膜、关节囊等组织，导致组织充血或肿胀，日久瘀肿机化形成粘连和慢性炎症。

疼痛常使腰部肌肉产生较广泛的紧张状态或痉挛，这导致了肌肉的缺血状态，缺血状态使损伤无法恢复并出现新的损害。恶性循环使损伤慢性化并奠定了下一次急性扭伤的基础。

13.1.3 临床表现

1) 腰扭伤：多因行走滑倒、跳跃、闪扭身躯、跑步而引起，多为肌肉、韧带遭受牵制所致，故损伤较轻。

2）腰挫裂伤：是较为严重的损伤，如高攀、提拉、扛抬重物的过程中用力过猛或姿势不正、配合不当，造成腰部的肌肉筋膜、韧带、椎间小关节与关节囊的损伤和撕裂。

13.1.4 临床诊断

(1) 中医诊断

1）气滞型：腰痛时轻时重、痛无定处，以胀痛为主，重者腰部活动受限，行走困难、咳嗽震痛，舌苔薄，脉弦数。

2）血瘀型：腰痛痛有定处，痛如针刺，压痛明显，腰部活动受限。可有腹胀、便秘。舌质可有瘀点，脉弦紧。

(2) 西医诊断

1）根据临床表现及病史，患者多有扭腰或闪腰的外伤史，腰部疼痛剧烈，腰部活动受限，当咳嗽、深呼吸时加重，活动不便，呈持续性疼痛，部位较固定，腰部不能挺直，甚至坐、卧、翻身都困难。

2）体征：腰部活动受限，腰肌紧张、痉挛、肌肉僵硬，脊柱侧弯凸向健侧。棘突或椎旁关节突部位有压痛。一般无神经根刺激体征，但直腿抬高试验可呈阳性。

3）X线表现一般韧带损伤多无异常发现，或见腰生理前突消失。棘上、棘间韧带断裂者，侧位片表现棘突间距离增大或合并棘突，关节突骨折。

13.2 新九针技术在急性腰扭伤中的应用

选取针具 火针、员利针、三棱针、毫针

操作规程 细火针深疾刺腰部痛点，员利针针刺腰4～5夹脊穴，速刺不留针。三棱针委中放血，毫针针刺人中、后溪、攒竹、腰痛点，运动针法。

随证加减 气滞型加合谷、阳陵泉、太冲，毫针泻法。血瘀型加膈俞、血海、三阴交，毫针泻法。

操作间隔 火针1周2次，2次1疗程。三棱针1次1疗程。员利针、毫针每天1次，5次1个疗程。

主治 急性腰扭伤。

13.3 注意事项

1）急性腰扭伤应立即进行积极治疗以求彻底治愈，否则有可能转为慢性腰

痛。大部分患者在第 1 次针后就疼痛大减、随意运动恢复，但扭伤后的 3～5 天内最好卧床休息。

2）此病务须诊断明确方可治疗，如伴有臀部及下肢放射痛，则考虑是腰椎间盘突出症急性发作，参照以下腰椎间盘突出症一节治疗。

3）对于后关节紊乱导致滑膜嵌顿，而引起的急性腰部疼痛，则需手法整复，恢复小关节的生理位置，解除了对神经和滑膜等组织的卡压，疼痛自然消除。

4）教育患者掌握正确的劳动姿势，加强劳动保护，在做扛、抬、搬、提等重体力劳动时应使用护腰带，以协助稳定腰部脊柱，增强腹压，增强肌肉工作效能。

14 腰椎间盘突出症

14.1 概述

14.1.1 概念

腰椎间盘突出症是由于某些因素，主要是劳损引起的脊柱内外平衡失调而造成纤维环的破裂，髓核组织突出后压迫和刺激脊神经根或马尾神经引起的腰痛、下肢放射痛、下肢感觉及运动功能减弱等一系列症状和体征，是临床上常见病、多发病之一。简称"腰突症"，又称"腰椎间盘纤维环破裂症"。多发于青壮年，男性多于女性。以腰 4/5、腰 5/骶 1 发病率最高，约占 95%。中医没有此病名，而是把该症统归于"腰痛"、"腰腿痛"的范畴。

14.1.2 病因病机

（1）中医病因病机

中医认为腰腿痛（腰椎间盘突出）的主要病因病机是：肾气虚伤，风寒湿邪乘虚而入，结于筋脉肌骨之间，加之伤劳过度，扭闪挫跌，复致筋脉受损瘀阻经络，不通为痛，故见腰痛如折，转摇不能，腰腿酸麻拘急，往往迁延难愈。因此，外伤及风寒湿邪是导致腰椎间盘突出症的外因，肾虚是腰椎间盘突出症的内因。

（2）西医病因病机

腰椎间盘突出症的西医病因病机主要有以下几点。

1）腰椎间盘的退行性改变：髓核的退变主要表现为含水量的降低，并可因失水引起推节失稳、松动等小范围的病理改变；纤维环的退变主要表现为坚韧程度的降低。

2）外力的作用：长期反复的外力造成的轻微损害，日积月累地作用于腰椎间盘，加重了退变的程度。

3）椎间盘自身解剖因素的弱点：椎间盘在成人之后逐渐缺乏血液循环，修复能力差。

在上述因素作用的基础上，某种可导致椎间盘所承受压力突然升高的诱发因素，就可能使弹性较差的髓核穿过已变得不太坚韧的纤维环，从而造成髓核突出。腰椎间盘突出症诱发因素有：突然的负重或闪腰，是形成纤维环破裂的主要原因、腰部外伤使已退变的髓核突出、姿势不当诱发髓核突出、腹压增高时也可发生髓核突出、寒冷或潮湿可引起小血管收缩、肌肉痉挛，使椎间盘的压力增加，也可能造成退变的椎间盘破裂。

14.1.3 临床表现

1）腰痛：腰痛是腰椎间盘突出症最早先出现的症状，而且是多见的症状，发生率约91%，疼痛性质一般为钝痛、放射痛或刺痛。

2）坐骨神经痛：腰椎间盘突出症绝大多数病人发生在 L4～5、L5～S1 间隙，故容易引起坐骨神经痛，发生率达 97%。疼痛多是放射性痛，由臀部、大腿后侧、小腿外侧到跟部或足背部。

3）腹股沟区或大腿内侧痛：高位的腰椎间盘突出症，突出的椎间盘可压迫 L1、L2 和 L3 神经根，出现相应的神经根支配的腹股沟区疼痛或大腿内侧疼痛。

4）马尾神经综合征：向正后方突出的髓核、游离的椎间盘组织可压迫马尾神经出现大小便障碍、鞍区感觉异常。多表现为急性尿潴留和排便不能自控。

5）尾骨疼痛：腰椎间盘突出症的临床症状可出现尾骨疼痛。原因是突出的椎间盘组织移入骶管刺激腰骶神经丛。

6）感觉障碍：起初多表现为皮肤感觉过敏，渐而出现麻木、刺痛及感觉减退。但如果马尾神经受累，则感觉障碍范围较广泛。

7）肌力下降：出现肌力下降，L5 神经根受累时，踝及趾背伸力下降，S1 神经根受累时，趾及足跖屈力下降。

14.1.4 临床诊断

(1) 中医诊断

1）气滞血瘀型：近期腰部有外伤史，腰腿痛剧烈，痛有定处，刺痛，腰部僵硬，俯仰活动艰难，痛处拒按，舌质暗紫，或有瘀斑，舌苔薄白或薄黄，脉沉涩或脉弦。

2）寒湿阻络型：腰腿部冷痛重着，转侧不利，痛有定处，虽静卧亦不减或反而加重，日轻夜重，遇寒痛增，得热则减，舌质胖淡，苔白腻，脉弦紧、弦缓或沉紧。

3）肝肾亏虚型：腰腿痛缠绵日久，反复发作，乏力，不耐劳，劳则加重，卧则减轻，舌红少津或胖淡，脉弦细而数或沉细无力。

(2) 西医诊断

1）病史：腰腿痛病史或创伤史。

2）症状：数日或数月的腰痛史，或反复腰痛发作史。轻者可忍耐，重者卧床不起。休息后减轻，咳嗽、打喷嚏或用力排便时可诱发加重。在腰痛消失或减轻时出现腿痛或坐骨神经痛。腰部活动受限，可伴有保护性腰肌痉挛。多数患者有不同程度的脊柱侧弯。患肢温度下降，感觉发凉。

3）体征：包括一般体征和特殊体征。

一般体征：腰椎侧凸，是一种为减轻疼痛的姿势性代偿畸形；腰部活动受限；压痛、叩痛及骶棘肌痉挛压痛及叩痛的部位基本上与病变的椎间隙相一致。

特殊体征：①直腿抬高试验及加强试验：抬高在 60° 以内即可出现坐骨神经痛，称为直腿抬高试验阳性。在阳性病人中，缓慢降低患肢高度，待放射痛消失，这时再被动屈曲患侧踝关节，再次诱发放射痛称为加强试验阳性。②股神经牵拉试验：患者取俯卧位，患肢膝关节完全伸直。检查者将伸直的下肢高抬，使髋关节处于过伸位，当过伸到一定程度出现大腿前方股神经分布区域疼痛时，则为阳性。③屈颈试验阳性，仰卧挺腹试验阳性。④感觉、运动和腱反射改变：L3～4椎间盘突出压迫 L4 神经根时，可出现小腿前内侧皮肤麻木、伸膝无力、膝反射减弱或消失；L4～5 椎间盘突出压迫 L5 神经根时，可出现小腿外侧或足背皮肤麻木、趾背伸无力、腱反射无改变；L5～S1 椎间盘突出压迫 S1 神经根时，可出现小腿及足外侧皮肤麻木，足趾跖屈乏力或不能，踝反射减弱或消失。

4）辅助检查：包括 CR 或 DR、CT、MRI。

①CR 或 DR：腰椎生理曲度消失，腰椎侧弯。部分患者可见某一或更多节段腰椎间隙前窄后宽。大多数患者伴有脊柱退行性改变。②CT：直接征象为向椎管内呈丘状突起的椎间盘阴影，或为软组织肿块影，硬膜囊受压变形或移位。继发征象如黄韧带肥厚，椎体后缘骨质增生，小关节增生，侧隐窝狭窄椎板增厚，中央椎管狭窄等。③MRI：显示椎间盘髓核突出及硬膜囊、神经根受压情况。同时可鉴别有无马尾肿瘤、椎管狭窄等其他疾病。

5）排除脊柱结核、肿瘤、椎管狭窄、脊柱滑脱、脊柱裂等病患。

14.2　新九针技术在腰椎间盘突出中的应用

技术一

选取针具　磁圆梅针、锋钩针、员利针、毫针

操作规程　磁圆梅针中度手法叩刺腰骶部、臀部、督脉、膀胱经、阿是穴 3～5 遍，叩至皮肤发红。锋钩针钩割第十六、十七华佗夹脊穴（4～5 腰椎），针后拔罐，留 10 分钟。4～6 寸员利针"代秩边鸡爪刺"，留针。3 寸毫针针刺双侧 L3 横突点、L4、L5 水平旁开 1 寸，针感到小腿或足面，留针。

随证加减 寒湿阻络型加风市、腰阳关、昆仑、阿是穴；气滞血瘀型加膈俞、阿是穴、三阴交；肝肾亏虚型加命门、志室、太溪。

操作间隔 磁圆梅针、员利针、毫针每天 1 次，10 次 1 个疗程。锋钩针 1 周 1 次，3 次 1 个疗程。

主治 腰椎间盘突出症。

技术二

选取针具 磁圆梅针、锋钩针、员利针、火针

操作规程 磁圆梅针、锋钩针、员利针操作同技术一。细火针深疾刺腰夹脊、肾俞、腰阳关、秩边、代秩边、委中、承山、阳陵泉、悬钟、昆仑。

随证加减 同技术一。

操作间隔 磁圆梅针、员利针每天 1 次，10 次 1 个疗程。锋钩针 1 周 1 次，3 次 1 个疗程。火针 1 周 2 次，3 次 1 个疗程。

主治 腰椎间盘突出症顽固型。

14.3 注意事项

1）治疗过程中，应嘱患者避免负重和剧烈劳动，弯腰不宜过快，局部注意保暖，坚持睡硬板床，以巩固疗效。病情特别严重者必要时建议手术治疗。

2）本病与腰椎小关节错乱及失稳密切相关，故治疗中应配合手法整复和推拿，疗效更佳。且应要求患者戴腰带保护腰椎稳定性。

15 强直性脊柱炎

15.1 概述

15.1.1 概念

强直性脊柱炎是以脊柱为主要病变部位的慢性病，累及骶髂关节，引起椎间盘纤维环及其附近结缔组织纤维化和骨化，使脊柱强直和纤维化，造成不同程度眼、肺、肌肉、骨骼病变，属自身免疫性疾病。男女发病比例为5：1，女性发病较缓慢且病情较轻，发病年龄通常在13～31岁，有明显家族倾向史。属中医"大偻"范畴。

15.1.2 病因病机

(1) 中医病因病机

中医认为本病以肾督阳虚为内因，寒邪入侵为外因，内外合邪，阳气不化，寒邪内盛，影响筋骨的荣养，而致脊柱伛偻，乃形成大偻。

(2) 西医病因病机

强直性脊柱炎至今对其发病原因尚无明，可能与以下因素有关。

1）自身免疫原因：在强直性脊柱炎病人中，人体淋巴细胞组织相容抗原（HLA-B27）高达90%，部分强直性脊柱炎病人的免疫球蛋白升高。

2）家族遗传原因：强直性脊柱炎患者家属中的平均患病率为4%，而全国人口平均患病率仅为0.1%，两者之间发病率竟相差40倍，说明家族遗传性确与强直性脊柱炎的发病有关。

3）内分泌原因：强直性脊柱炎患者男性发病率明显高于女性，尤其是男性在14～17岁为强直性脊柱炎发病的高峰年龄，此年龄正是男性的青春发育期。因此，考虑强直性脊柱炎发病是否与男性内分泌激素有关。

4）环境因素：强直性脊柱炎在高寒和潮湿地区发病率较高。

15.1.3 临床表现

强直性脊柱炎一般起病比较隐匿，早期可无任何临床症状，或可表现出轻度的全身症状，如乏力、消瘦、长期或间断低热、厌食、轻度贫血等。

关节病变表现为反复发作的腰痛，腰部前屈、背伸、侧弯和转动受限、腰骶部僵硬，背痛、前胸和侧胸痛，颈椎部疼痛，沿颈部向头部臂部放射，逐渐发展为各脊柱段及关节活动受限和畸形，晚期整个脊柱和下肢变成僵硬的弓形，向前屈曲。

伴发疾病常见以主动脉瓣病变为主心脏病变，出现心脏传导阻滞、主动脉瓣关闭不全；眼部病变表现为结膜炎、虹膜炎、眼色素层炎或葡萄膜炎，可偶发自发性眼前房出血；耳部病变为易发生慢性中耳炎；肺部病变表现为咳痰、气喘，甚至咯血，可能伴有反复发作的肺炎或胸膜炎；神经系统病变由于脊柱强直及骨质疏松，易使颈椎脱位和发生脊柱骨折，从而引起脊髓压迫症，如发生椎间盘炎、马尾综合征等。另外还有可能发生淀粉样变及肾及前列腺病变。

15.1.4 临床诊断

(1) 中医诊断

1）肾阳亏虚型：腰骶疼痛，俯仰不利，腰膝酸软，肢体沉重，得温则舒，劳累或遇寒则剧，或腰膝酸软无力，或肌肉萎缩，形寒肢冷，大便稀溏，小便清长，舌淡苔薄白，脉沉弱。

2）寒湿痹阻型：腰骶、脊背酸楚疼痛，痛连颈项，伴僵硬重着感，转侧不利，阴雨潮冷天加重，得温痛减，舌质淡，舌苔白腻，脉沉迟。

3）湿热阻络型：腰骶、脊背、髋部酸痛、僵硬、重着，活动不利，活动后减轻，或伴膝关节红肿疼痛，或烦热口苦，胸闷，小便赤黄，舌红苔黄腻，脉濡数。

4）肝肾阴虚型：腰骶、脊背酸痛，喜揉喜按，关节僵硬难直，或四肢酸软无力，筋脉拘急，肌肉萎缩，或咽干口渴，头晕心悸，耳聋耳鸣，心烦失眠，潮热盗汗，舌红苔薄黄，脉弦细数。

5）瘀血阻络型：腰背酸痛，痛如锥刺，固定不移，转侧不能，日轻夜重；晨时肢体僵硬明显，或关节屈曲变形，舌暗红或有瘀斑瘀点，苔薄黄或干，脉细涩或弦。

(2) 西医诊断

临床标准：①腰和（或）脊柱、腹股沟、臀部或下肢酸痛不适；或不对称性外周寡关节炎、尤其是下肢寡关节炎。症状持续≥6周。②夜间痛或晨僵≥0.5小时。③活动后缓解。④足跟痛或其他肌腱附着点病。⑤虹膜睫状体炎现在症或既往史。⑥强直性脊柱炎家族史或 HLA-B27 阳性。⑦非甾体抗炎药能迅速缓解症状。

影像学或病理学：①双侧 X 线骶髂关节炎≥Ⅲ级。②双侧 CT 骶髂关节炎

≥Ⅱ级。③CT 显示骶髂关节炎不足Ⅱ级者，可行 MRI 检查。如表现软骨破坏、关节旁水肿和（或）广泛脂肪沉积，尤其动态增强检查关节或关节旁增强强度>20%，且增强斜率>10%／分钟者。④骶髂关节病理学检查显示炎症者。

符合临床标准第 1 项及其他各项中之 3 项，以及影像学、病理学标准之任何一项者，可诊断强直性脊柱炎。

15.2　新九针技术在强直性脊柱炎中的应用

选取针具　梅花针、锋钩针、火针、毫针

操作规程　梅花针中度手法督脉、夹脊穴局部叩刺。细火针浅疾刺 T1 至 S1 夹脊穴，针后加拔火罐。锋钩针痛点钩割出血［痛点选择：①棘间点、横突点。②腹部定点（痛点）：肋弓下点，松解腹直肌鞘及腹壁筋膜肋弓附着处。腹直肌鞘点，松解腹直肌鞘局部损伤点。耻骨联合上点，松解腹直肌鞘耻骨联合附着点。③胸部痛点：胸骨与肋软骨交界处压痛点。④腰背筋膜压痛点：12 肋下痛点、髂骨翼上压痛、阿是点。］毫针针刺大椎、身柱、至阳、膈俞、肝俞、肾俞、腰阳关、合谷、太冲，留针。

随证加减　肾阳亏虚型加关元、气海、命门、腰阳关火针深疾刺。寒湿痹阻型加风池、风门、至阳、阴陵泉毫针针刺，可温针。湿热阻络型加大椎、曲池、阴陵泉、阳陵泉毫针针刺，泻法。肝肾阴虚型加三阴交、太溪毫针针刺，补法。瘀血阻络型加血海、三阴交，毫针针刺。

操作间隔　梅花针、毫针每天 1 次，20 次 1 个疗程。火针 1 周 3 次，10 次 1 个疗程。锋钩针 1 周 1 次，3 次 1 个疗程。

15.3　注意事项

1）早期诊断的准确性，既为患者的诊治提供最佳的治疗时机，也避免误诊误治给患者带来不必要的痛苦和损失。

2）治疗原则为早诊、早治，以针为主、中西配合、综合治疗、自我康复锻炼。治疗以缓解或消除疼痛，尽可能地改善功能，矫正畸形，控制发展为目的。

3）病为本，医为标。治疗本病需病人配合、饮食宜清淡、清心寡欲、勿劳勿逸、锻炼、练功、定期治疗。并要持之以恒，坚持不懈，日久方见其功。

胸腹部疾病

16 支气管哮喘

16.1 概述

16.1.1 概念

支气管哮喘是以阵发性呼吸困难、哮鸣、咳嗽和咯痰为特征的疾病，一年四季均可发病，尤以寒冷季节及气候急剧变化时发病较多，男女老少皆可罹患，其形成是由于外在或内在过敏原或非过敏原等因素致使支气管发生可逆性阻塞导致支气管痉挛，黏膜水肿，分泌物增多产生的症状。其发作特点是反复发作，可在数分钟内缓解，也可持续几天而不停。该病在我国属常见病和多发病。哮与喘是两种不同症状，呼吸急促者谓之喘，喉中有声音谓之哮，中医学认为哮必兼喘，故一般通称"哮喘"。

16.1.2 病因病机

(1) 中医病因病机
中医学认为，哮喘的发生，为宿痰内伏于肺，复加外感、饮食、情志或劳倦等因素，以致痰阻气道，肺气上逆所致。发作时痰阻气闭邪实为主，若长期反复发作，寒痰伤及脾胃之阳，痰热耗灼肺肾之阴，则可从实转虚，在平时表现肺、脾、肾等脏器虚弱之候。

(2) 西医病因病机
哮喘的病因还不十分清楚，患者个体过敏体质及外界环境的影响是发病的危险因素。哮喘与多基因遗传有关，同时受遗传因素和环境因素的双重影响。

许多调查资料表明，哮喘患者亲属患病率高于群体患病率，并且亲缘关系越近，患病率越高；患者病情越严重，其亲属患病率也越高。目前，哮喘的相关基因尚未完全明确，但有研究表明存在有与气道高反应性、IgE 调节和特应性反应相关的基因，这些基因在哮喘的发病中起着重要作用。

环境因素中主要包括某些激发因素，如尘螨、花粉、真菌、动物毛屑、二氧化硫、氨气等各种特异和非特异性吸入物；感染，如细菌、病毒、原虫、寄生虫等；食物，如鱼、虾、蟹、蛋类、牛奶等；药物，如普萘洛尔、阿司匹林等；气候变化、运动、妊娠等都可能是哮喘的激发因素。

16.1.3 临床表现

与哮喘相关的症状有咳嗽、喘息、呼吸困难、胸闷、咳痰等。典型的表现是发作性伴有哮鸣音的呼气性呼吸困难。严重者可被迫采取坐位或呈端坐呼吸，干咳或咯大量白色泡沫痰，甚至出现紫绀等。哮喘症状可在数分钟内发作，经数小时至数天，用支气管扩张药或自行缓解。早期或轻症的患者多数以发作性咳嗽和胸闷为主要表现。这些表现缺乏特征性。

哮喘的发病特征是：①发作性：当遇到诱发因素时呈发作性加重。②时间节律性：常在夜间及凌晨发作或加重。③季节性：常在秋冬季节发作或加重。④可逆性：平喘药通常能够缓解症状，可有明显的缓解期。认识这些特征，有利于哮喘的诊断与鉴别。

发病前有鼻痒、喉痒、喷嚏、胸闷、咳嗽，常由吸入花粉、有机尘埃、冷空气诱发（外源性、过敏性哮喘），或由上呼吸道感染诱发（内源性、感染性哮喘）。此外，药物和运动亦可诱发。

典型表现为突发呼气性呼吸困难，两肺广泛哮鸣音，经数分钟至数小时发作后喘息缓解，继而咯出大量黏稠痰液。部分病人以刺激性咳嗽症状为主。若治疗无效，哮喘持续24小时以上，极度呼吸困难，烦躁或意识障碍，大汗、紫绀，提示为哮喘持续状态。

16.1.4 临床诊断

(1) 中医诊断

1）实证：发病急，病程短，哮喘声高气粗，呼吸深长，呼出为快，体质较强，脉象有力。

风寒型：兼见咳嗽喘息，咯痰稀薄，形寒无汗，头痛，口不渴，脉浮紧，苔白薄。

痰热阻肺型：咳喘黏痰，咯痰不爽，胸中烦闷，咳引胸胁作痛，或见身热口渴，纳呆，便秘，脉滑数，苔黄腻。

2）虚证：病程长，反复发作，哮喘声低气怯，气息短促，体质虚弱，脉象无力。

肺脾气虚型：兼见喘促气短，喉中痰鸣，语言无力，吐痰稀薄，动则汗出，舌质淡，或微红，脉细数，或软而无力。

肺肾两虚型：气息短促，动则喘甚，汗出肢冷，舌淡，脉沉细。

（2）西医诊断

参照中华医学会呼吸病学分会哮喘学组《支气管哮喘防治指南》。反复发作喘息、气急、胸闷或咳嗽，多与接触变应原、冷空气、物理及化学性刺激、病毒性上呼吸道感染、运动等有关；发作时在双肺可闻及散在或弥漫性、以呼气相为主的哮鸣音，呼气相延长；上述症状可经治疗缓解或自行缓解；除外其他疾病所引起的喘息、气急、胸闷和咳嗽。如果临床表现不典型者，应至少具备以下 1 项试验阳性：支气管激发试验或运动激发试验阳性；呼气流量峰值（PEF）日内（或昼夜波动率）变异率≥20%。

16.2 新九针技术在支气管哮喘中的应用

技术一

选取针具 梅花针、锋钩针、毫针

操作规程 梅花针叩刺膀胱经背部循行线，重点叩刺第一侧线之背俞穴，叩刺任脉胸段，反复叩刺 3~5 遍，以微出汗为度。针后走罐，以局部充血为度。锋钩针钩刺定喘、陶道、身柱、天突，每穴钩刺 3~5 下。毫针针刺定喘、经渠、尺泽泻法，膻中、肺俞、肾俞平补平泻。

随证加减 风寒袭肺型加大椎、风门毫针针刺，加拔罐。痰热阻肺型加脾俞、鱼际、中脘、丰隆毫针针刺。

操作间隔 梅花针、毫针每天 1 次，10 次 1 个疗程。锋钩针 1 周 1 次，3 次 1 个疗程。

主治 支气管哮喘发作期。

技术二

选取针具 磁圆梅针、火针、毫针

操作规程 磁圆梅针叩刺背部督脉及足太阳膀胱经第一、第二侧线；手太阴肺经上肢循行线；足阳明胃经、足太阴脾经膝以下循行线；重点叩刺肺俞、定喘、膻中、中脘、气海、足三里穴。细火针浅疾刺定喘、肺俞、肾俞、膏肓俞、膻中，深疾刺代尺泽（尺泽上下 1 寸敏感点）、关元、气海、足三里。毫针针刺定喘、陶道、身柱、膻中、三间透后溪，平补平泻，留针。

随证加减 肺脾气虚型加脾俞、胃俞；肺肾两虚型加太溪、命门。可毫针针刺，亦可细火针浅疾刺。

操作间隔　磁圆梅针、毫针每天 1 次，10 次 1 个疗程。火针 1 周 3 次，5 次 1 个疗程。

主治　支气管哮喘缓解期。

16.3　注意事项

1）九针治疗可及时有效地控制哮喘发作，发作控制后，可用穴位埋线法以巩固疗效。

2）急性期病人症状较重或呈哮喘持续状态时，应以西医急救治疗为主，中医针灸治疗为辅，切不可耽误病情。

3）注意保暖防止感冒，避免接触诱发因素等，以防复发。

4）治疗本病忌口甚为重要，腥荤辛辣刺激食品不利于肺气的清净肃降，且肥甘厚腻、助湿生痰，辛辣发散、耗散肺气，故而哮喘患者饮食宜清淡。

17 慢性支气管炎

17.1 概述

17.1.1 概念

慢性支气管炎是气管、支气管黏膜及其周围组织的慢性非特异性炎症。临床上以咳嗽、咳痰为主要症状，每年持续3个月，连续2年或2年以上，多由急性支气管炎反复发作、治疗不彻底而引起。多见于年老体弱者，以病程漫长、咳嗽痰多、喘息乏力、反复发作为特点。好发于秋、冬两季，患病率随年龄增长而增加，北方高于南方，农村高于城市。本病属中医之"内伤咳嗽"范畴。

17.1.2 病因病机

(1) 中医病因病机

中医学认为，慢性支气管炎的发生和发展，主要与外邪侵袭和内脏亏损有关，特别是与肺、脾、肾等脏腑的功能失调密切相关。常因暴咳迁延未愈，邪恋伤肺，使肺脏虚弱，气阴耗伤，肺气不得宣降，故长期咳嗽、咯痰不愈，日久累及脾肾。病情多为虚实夹杂，正虚多以气虚为主或兼阴虚，痰饮停聚为实，或偏寒，或偏热，日久夹瘀。其病位在肺，涉及脾、肾。

(2) 西医病因病机

本病病因至今未能完全明了，但有关研究证实与遗传因素，过敏因素、感染因素、气候因素，吸烟与大气污染及自主神经功能失调等有关。

1) 有害气体和有害颗粒：如香烟、烟雾、粉尘、刺激性气体。这些理化因素可损伤气道上皮细胞，导致气道净化功能下降。并刺激黏膜下感受器，副交感神经功能亢进，使气管平滑肌收缩，腺体分泌亢进，气道阻力增加。

2) 感染因素：病毒、支原体、细菌等感染是慢性支气管炎发生发展的重要原因之一。感染因素造成气道黏膜损伤和慢性炎症。病毒感染以流感病毒、鼻病毒、腺病毒和呼吸道合胞病毒为多见。细菌常继发于病毒感染，常见病原体为肺炎链球菌、流感嗜血杆菌、卡他莫拉菌和葡萄球菌。

3) 其他：免疫、年龄和气候等均与慢性支气管炎有关。

17.1.3　临床表现

起病缓慢，病程长，反复急性发作导致病情加重。

1）咳嗽：一般晨间咳嗽为主，睡眠时有阵咳和排痰。随着病情发展，咳嗽终年不愈。

2）咳痰：一般为白色黏液性或浆液泡沫性，偶可带血。清晨排痰较多，起床后和体位变动可刺激排痰。

3）气短或喘息：喘息明显者常称为喘息性支气管炎，部分可能合并支气管哮喘。若伴有肺气肿时可表现为活动后气短。

17.1.4　临床诊断

(1) 中医诊断

1）痰湿阻肺型：咳嗽痰多，色白，呈泡沫状，易于咯出，咳声重浊，胸部满闷或喘促短气，纳呆腹胀，舌淡、苔白腻，脉濡滑。

2）肺肾阴虚型：干咳无痰或少痰，痰黏带血，口干咽燥，五心烦热，潮热盗汗，形体消瘦，舌红、少苔，脉细数。

3）脾肾阳虚型：咳嗽气喘，动则尤甚，痰液清稀，面色淡白，形寒肢冷，或肢体浮肿，小便不利，舌淡、苔薄白微腻，脉沉细。

(2) 西医诊断

1）症状：以咳嗽、咳痰为主要症状，或伴有喘息，每年发病持续3个月，并连续2年或2年以上。

2）体征：早期多无任何异常体征，急性发作期可在背部或肺底部闻及散在干、湿啰音，咳嗽排痰后啰音可减少或消失。如合并哮喘，可闻及广泛哮鸣音并伴呼气延长。

3）实验室检查：胸部X线检查早期无异常。反复发作后，可表现为肺纹理增粗、紊乱，呈网格或条索状、斑点状阴影，以双下肺明显。呼吸功能检测早期无异常。病情进展可出现小气道阻塞，最大呼吸流速-容量曲线在75%和50%肺容量时，流量明显降低。血液检查细菌感染时偶可出现白细胞总数和（或）中性粒细胞增高。痰液检查急性发作期可培养出致病菌。

4）排除具有咳嗽、咳痰喘息症状的其他疾病。

17.2　新九针技术在慢性支气管炎中的应用

选取针具　梅花针、锋钩针、毫针

操作规程　梅花针中度手法叩刺胸部任脉、肾经、胃经、脾经、肺经。背部从颈部到骶部的督脉、膀胱经线，微出血。锋钩针钩刺身柱、陶道、胸夹脊，每穴 2 ~ 3 下。毫针针刺大椎、风门、肺俞、肾俞、尺泽、内关。

随证加减　痰湿阻肺型加脾俞、中脘、阴陵泉、丰隆毫针针刺。肺肾阴虚型加关元、太渊、太溪，毫针补法。脾肾阳虚型加至阳、脾俞、命门、气海、足三里，毫针加灸。

操作间隔　梅花针、毫针每天 1 次，10 次 1 个疗程。锋钩针 1 周 1 次，3 次 1 个疗程。

主治　慢性支气管肺炎。

17.3　注意事项

1）本病病程较长，易反复发作，应坚持长期治疗。急性发作时宜标本兼顾；缓解期须从调整肺、脾、肾三脏功能入手，重在治本。

2）本病急性发作，出现高热、咯吐脓痰、胸闷喘促气短等重症时，应采用综合治疗措施。

3）平时注意锻炼身体，增强体质，提高机体防御疾病的能力及对寒冷环境的适应能力。

4）本病引起的咳嗽须与慢性咽炎咳嗽相区别，诊断明确，据病择针，方可事半功倍。

5）病程久，疗效欠佳患者应及时复查，排除肺部肿瘤等疾病。

18 急性胃肠炎

18.1 概述

18.1.1 概念

急性胃肠炎是由多种不同原因，如细菌、病毒感染、毒素、化学品作用等引起的胃肠道急性、弥漫性炎症。大多数由于食入带有细菌或毒素的食物如变质、腐败、受污染的主副食品等引起。多发生在夏秋季节。急性胃肠炎起病急，常在24小时内发病。主要表现为上消化道症状及程度不同的腹泻和腹部不适，随后出现电解质和液体的丢失。患者以青年人多见，属祖国医学的"霍乱"、"泄泻"或"呕吐"范畴。

18.1.2 病因病机

(1) 中医病因病机

本病多主要由于感受暑湿、寒湿秽浊之气及饮食不洁，损伤脾胃，运化失司，气机不利，升降失调，清浊相干，乱于肠胃，上吐下泻而发病。

(2) 西医病因病机

急性胃肠炎是由于食进含有病原菌及其毒素的食物，或饮食不当，如过量的有刺激性的不易消化的食物而引起的胃肠道黏膜的急性炎症性改变。在我国以夏、秋两季发病率较高，无性别差异，一般潜伏期为12~36小时。沙门氏菌属是引起急性胃肠炎的主要病原菌，其中以鼠伤寒沙门氏菌、肠炎沙门氏菌、猪霍乱沙门氏菌、鸡沙门氏菌、鸭沙门氏菌较为常见。

18.1.3 临床表现

恶心、呕吐、腹痛、腹泻；发热等，严重者可致脱水、电解质紊乱、休克等。病人多表现为恶心、呕吐在先；继以腹泻，每日3~5次甚至数十次不等，大便多呈水样，深黄色或带绿色，恶臭，可伴有腹部绞痛、发热、全身酸痛等症状。

18.1.4 临床诊断

(1) 中医诊断

1) 食滞胃肠型：恶心厌食，得食愈甚，吐后发快，腹痛，泻下秽臭，急迫不爽，泻后痛减，苔厚腻，脉滑实。

2）寒湿阻滞型：呕吐清水，恶心，腹泻如水，腹痛肠鸣并伴有畏寒发热，颈项或全身关节酸痛，苔薄白或白腻，脉濡。

3）胃肠湿热型：起病急骤，恶心频繁，呕吐吞酸，腹痛阵作，泻下急迫（里急后重），便行不爽，便色黄褐而臭，口渴欲饮，心烦，尿短赤少，苔黄腻，脉濡数或滑数。

4）虚脱型：吐泻频频，面色苍白，大汗淋漓，四肢厥冷，腹痛喜按。

(2) 西医诊断

1）有暴饮暴食或吃不洁腐败变质食物史。

2）起病急，恶心、呕吐频繁，剧烈腹痛，频繁腹泻，多为水样便，可含有未消化食物，少量黏液，甚至血液等。

3）常有发热、头痛、全身不适及程度不同的中毒症状。

4）呕吐、腹泻严重者，可有脱水、酸中毒，甚至休克等。

5）体征不明显，上腹及脐周有压痛，无肌紧张及反跳痛，肠鸣音多亢进。

6）大便常规检查及粪便培养可发现致病菌，血白细胞计数可正常或升高。

18.2 新九针技术在急性胃肠炎中的应用

选取针具 磁圆梅针、火针、锋钩针、毫针

操作规程 磁圆梅针中、重度手法叩刺督脉（胸、腰段）、腰背夹脊，膀胱经（腰、背部）、任脉（上、下腹部）、胃经（上、下腹部）、脾经（上、下腹部）5~7遍，至皮肤发红。锋钩针曲泽、委中穴点刺出血。细火针浅疾刺至阳、脾俞、胃俞、大肠俞，深疾刺中脘、天枢、足三里、上巨虚、止泻（前正中线脐下2.5寸）。毫针取穴同火针，交替使用，多用泻法，留针30分钟。呕吐不止者，可点刺金津、玉液。

随证加减 食滞胃肠型加上脘、下脘，细火针深疾刺或毫针针刺，泻法。寒湿阻滞型加肺俞、阴陵泉，细火针疾刺或毫针针刺。胃肠湿热型加大椎、肝俞、阴陵泉，细火针疾刺或毫针针刺。虚脱型加人中、内关毫针强刺激不留针。

操作间隔 磁圆梅针、毫针每天1次，5次1个疗程。锋钩针1次1个疗程。火针隔日1次，3次1疗程。

主治 急性胃肠炎。

18.3 注意事项

1）曲泽、委中放血，乃古人配穴验方，只是有的书上或作曲泽、或为尺泽，

临床上当以肘窝找静脉明显瘀血处最佳。

2）吐泻严重，有脱水、酸中毒，甚至休克者，应在针刺救急后立即转诊西医为妥。

3）治疗期间应禁食补液，及时纠正电解质紊乱，预防脱水休克及酸中毒等并发症。

4）嘱咐患者注意饮食卫生，不吃腐败变质食物，不喝生水，养成饭前便后洗手的习惯。平时注意饮食卫生。

5）素体脾胃不和者应参照慢性胃肠炎治疗调理，增强体质，避免急性发病。

19 慢性胃炎

19.1 概述

19.1.1 概念

慢性胃炎系指不同病因引起的胃黏膜的慢性炎症或萎缩性病变，本病十分常见。约占接受胃镜检查病人的80%～90%，男性多于女性，随着年龄增长发病率逐渐增高。1982年我国慢性胃炎学术会议将其分为慢性浅表性胃炎与慢性萎缩性胃炎。本病属于中医学"胃脘痛"、"呕吐"等范畴。

19.1.2 病因病机

(1) 中医病因病机

胃痛发生的常见原因有寒邪客胃、饮食伤胃、肝气犯胃和脾胃虚弱等。胃主受纳腐熟水谷，若寒邪客于胃中，寒凝不散，阻滞气机，可致胃气不和而疼痛；或因饮食不节，饥饱无度，或过食肥甘，食滞不化，气机受阻，胃失和降引起胃痛；肝对脾胃有疏泄作用，如因恼怒抑郁，气郁伤肝，肝失条达，横逆犯胃，亦可发生胃痛；若劳倦内伤，久病脾胃虚弱，或禀赋不足，中阳亏虚，胃失温养，内寒滋生，中焦虚寒而痛；亦有气郁日久，瘀血内结，气滞血瘀，阻碍中焦气机，而致胃痛发作。总之，胃痛发生的总病机分为虚实两端，实证为气机阻滞，不通则痛；虚证为胃腑失于温煦或濡养，失养则痛。

(2) 西医病因病机

现已明确幽门螺旋杆菌（Hp）感染为慢性胃炎的最主要的病因，Hp呈螺旋形，具有鞭毛结构，可在黏液层中自由泳动，并且Hp在黏液上具有靶位，可与上皮细胞及黏液的糖蛋白和糖脂靶位结合，与黏膜细胞紧密接触，而使微绒毛脱落，细胞骨架破坏，产生多种酶及代谢产物，如尿素酶及其产物氨，过氧化物歧化酶，蛋白溶解酶，同时引起胃上皮细胞释放IL-1、IL-8等细胞因子，引起中性粒细胞从血管内移行到胃上皮处并被激活，它可以释放代谢产物和蛋白溶解酶，使胃黏膜损害。同时它还可以引起单核细胞、嗜碱性细胞、嗜酸性细胞等激活，进一步加重胃黏膜的损害。因此又将慢性胃炎称为幽门螺旋杆菌相关性胃炎。

但其他物理性、化学性及生物性有害因素如非类固醇药物、刺激性化学物质、致病微生物、胆汁等长期反复作用于易感人体也可引起本病。

19.1.3 临床表现

缺乏特异性症状，症状的轻重与胃黏膜的病变程度并非一致。大多数病人常无症状或有程度不同的消化不良症状。如：上腹隐痛，食欲减退，餐后饱胀、反酸等。萎缩性胃炎患者可有贫血、消瘦、舌炎、腹泻等。个别伴有黏膜糜烂者上腹部痛较明显，并可有出血。

19.1.4 临床诊断

(1) 中医诊断

1）实证：症见上腹胃脘部暴痛，痛势较剧，痛处拒按，饥时痛减，纳后痛增。

寒邪犯胃型：兼见胃痛暴作，脘腹得温痛减，遇寒则痛增，恶寒喜暖，口不渴，喜热饮，或伴恶寒，苔薄白，脉弦紧。

饮食停滞型：胃脘胀满疼痛，嗳腐吞酸，嘈杂不舒，呕吐或矢气后痛减，大便不爽，苔厚腻，脉滑。

肝气犯胃型：胃脘胀满，脘痛连胁，嗳气频频，吞酸，大便不畅，每因情志因素而诱发，心烦易怒，喜太息，苔薄白，脉弦。

气滞血瘀型：胃痛拒按，痛有定处，食后痛甚，或有呕血便黑，舌质紫暗或有瘀斑，脉细涩。

2）虚证：症见上腹胃脘部疼痛隐隐，痛处喜按，空腹痛甚，纳后痛减。

脾胃虚寒型：兼见泛吐清水，喜暖，大便溏薄，神疲乏力，或手足不温，舌淡苔薄，脉虚弱或迟缓。

胃阴不足型：胃脘灼热隐痛，似饥而不欲食，咽干口燥，大便干结，舌红少津，脉弦细或细数。

(2) 西医诊断

慢性胃炎症状无特异性，约半数有上腹部不适，钝痛、烧灼痛、泛酸、饱胀、恶心、嗳气、食欲减退等消化不良症状，有糜烂者可有少量或大量上消化道出血。体征多不明显，可有上腹部压痛，部分病人可伴贫血、消瘦、舌炎等。

胃镜检查：浅表性胃炎：黏膜可见红斑（点、片状、条状）、粗糙不平、出血点/斑；萎缩性胃炎：黏膜呈颗粒状，黏膜血管显露，色泽灰暗。如同时存在平坦糜烂、隆起糜烂或胆汁反流，则诊断为浅表性胃炎或萎缩性胃炎伴糜烂或胆汁反流。

胃液分析：浅表性肥厚性胃炎胃液酸度可在正常范围或偏高，萎缩性胃炎大多数偏低。

幽门螺旋杆菌相关性胃炎的诊断：组织学、尿素酶、细菌培养、尿素呼气实验任意一项阳性。

19.2 新九针技术在慢性胃炎中的应用

技术一

选取针具 磁圆梅针、锋钩针、火针、毫针

操作规程 磁圆梅针中度手法叩刺督脉（胸、腰段）、腰背夹脊、膀胱经1侧线（腰背两侧）3~5遍，至皮肤发红（重叩 T 7~12 段），也可中度手法叩刺中脘、足三里、内关穴，至皮肤发红。锋钩针钩刺脾俞、胃俞出血。细火针浅疾刺至阳、脾俞、胃俞，深疾刺中脘、足三里。毫针针刺中脘、内关、足三里，平补平泻。

随证加减 寒邪犯胃型加风门、肺俞，毫针针刺，针后拔罐。饮食停滞型加上脘、下脘、天枢，毫针针刺，泻法。肝气犯胃型加肝俞、太冲，毫针针刺。气滞血瘀型加肝俞、膈俞毫针针刺。

操作间隔 磁圆梅针、毫针每天1次，10次1个疗程。锋钩针1周1次，2次1个疗程。火针1周2~3次，3次1个疗程。

主治 慢性胃炎实证。

技术二

选取针具 磁圆梅针、火针、毫针

操作规程 磁圆梅针中度手法叩刺督脉（胸、腰段）、腰背夹脊、膀胱经1侧线（腰背两侧）3~5遍，至皮肤发红（重叩 T7~12 段），也可中度手法叩刺中脘、足三里、内关穴，至皮肤发红。细火针浅疾刺至阳、脾俞、胃俞，深疾刺中脘、足三里。毫针针刺中脘、内关、足三里，平补平泻。

随证加减 脾胃虚寒型加命门、气海，毫针温针灸。胃阴不足型加内庭、太溪，毫针针刺。

操作间隔 磁圆梅针、毫针每天1次，10次1个疗程。火针1周2~3次，5次1个疗程。

主治 慢性胃炎虚证。

19.3　注意事项

1）治疗本病，如将新九针疗法与埋线疗法配合，远期疗效更佳，且不易复发。

2）临床施治需诊断明确，最好要求患者进行胃镜检查，排除恶性病变。

3）慢性胃炎的临床表现有时可与肝胆疾患及胰腺炎相似，须注意鉴别。

4）伴发溃疡病出血或穿孔等重症时，应及时采取措施或外科治疗。

5）平时注意情志调畅，饮食规律，忌食刺激食物。

20 慢性胆囊炎

20.1 概述

20.1.1 概念

胆囊炎是胆道感染中的一类疾病，由急性或亚急性胆囊炎反复发作，或长期存在的胆囊结石所致胆囊功能异常，分为结石性胆囊炎与非结石性胆囊炎。临床表现无特异性，常见的是右上腹部或心窝部隐痛，食后饱胀不适，嗳气，进食油腻食物后可有恶心，偶有呕吐。本病属中医学"胁痛"、"胆胀"范畴。

20.1.2 病因病机

(1) 中医病因病机

本病主要责之于肝胆。此外，尚与脾、胃的病变有关。由情志抑郁、饮食不调，久病体虚，劳欲过度，跌倒损伤，外邪内侵等原因，导致肝气郁结、湿热内蕴、精亏血虚，使肝胆经脉瘀滞不通，或肝胆经脉失养而成。

(2) 西医病因病机

慢性结石性胆囊炎由于结缔组织增生和组织水肿使胆囊壁增厚，全层间有淋巴细胞浸润，胆囊内含黏液性物，可见沉淀物，胆沙或结石；重者肌层为纤维组织所代替，胆囊壁瘢痕化，胆囊管被纤维性肿块梗阻。

无结石性胆囊炎是由于胆囊功能异常，排空功能障碍或致病细菌自血循环传播而引起。胆囊管梗阻，致病细菌入侵、创伤、化学刺激都能导致急性胆囊炎；急性的反复多次发作，将导致慢性胆囊炎，炎症反复发作，轻者在胆囊壁有炎性细胞浸润或纤维组织增生，重者瘢痕形成，胆囊萎缩，正常结构破坏，并与肝脏紧密粘连，完全失去了浓缩和排出胆汁的功能。

此外，饮食、情绪等亦可诱发慢性的胆囊炎或加重病情。

20.1.3 临床表现

慢性胆囊炎无特异的症状和体征，大多数病人有胆绞痛病史，而后有厌食油腻、餐后上腹腹胀、嗳气等消化症状，也会出现有上腹部和肩背部隐痛。

20.1.4 临床诊断

(1) 中医诊断

1) 肝气郁结型：上腹剑突下胀痛，以胀满为主，可牵扯右上腹或右肩背，疼痛每因情志变化而增减，胸闷，喜叹息，得嗳气或矢气则舒，纳呆食少，脘腹胀满，苔薄白，脉弦。

2) 湿热蕴结型：上腹剑突下或右上腹胀满隐痛，久久不愈，每因饮食不慎加重，拒按，口干苦，胸闷，纳呆，厌食油腻，恶心呕吐，小便黄赤，或有黄疸，舌苔黄腻，脉弦滑而数。

3) 瘀血阻络型：上腹剑突下或右上腹刺痛无休，压之明显，固定不移，入夜尤甚，有时可及肿大胆囊，舌质紫暗，脉沉涩。

4) 肝阴不足型：上腹剑突下或右上腹隐痛，绵绵不已，程度轻微而喜按，可牵扯及右肩背，每因劳累或郁怒诱发或加重，咽干口燥，头晕目眩，两目干涩，舌红、少苔，脉弦细或细数。

(2) 西医诊断

1) 多见于女性肥胖者。好发于 30 ~ 50 岁。病史较长，常呈慢性迁延性发生，有慢性胆囊炎症状。

2) 体格检查：右上腹有压痛，胆囊区触痛明显，甚或触及肿大之胆囊。

3) 血常规检查：白细胞总数增高。

4) 超声检查：胆囊壁增厚，胆囊缩小或变形，胆囊结石等。

5) 腹部 X 线：可显示结石，膨大的胆囊，胆囊钙化和胆囊乳状不透明阴影等。胆囊造影可见胆囊显影淡或不显影，胆囊缩小或变形，脂餐后胆囊收缩或排空功能不良。

20.2 新九针技术在慢性胆囊炎中的应用

选取针具 磁圆梅针、锋钩针、火针、毫针

操作规程 磁圆梅针圆头重叩背俞穴、膝以下足少阳胆经 3 ~ 5 遍，至皮肤发红。以梅针头中度手法叩刺右侧日月、期门穴，每穴 10 针。锋钩针钩刺肝俞、胆俞、至阳。毫针针刺胆俞透夹脊，不留针；日月（右）、期门（右）、梁门（右）阳陵泉、胆囊穴、丘墟透照海、支沟透内关，泻法，留针。细火针疾刺，取穴同毫针，与毫针交替进行。

随证加减 肝气郁结型加肝俞、太冲，毫针针刺。湿热蕴结型加阴陵泉、行间，毫针针刺，泻法。瘀血阻络型加膈俞、血海，毫针针刺。肝阴不足型加肝

俞、三阴交，毫针针刺，补法。

操作间隔　磁圆梅针、毫针每天 1 次，10 次 1 个疗程。锋钩针 1 周 1 次，3 次 1 个疗程。火针 1 周 2 次，5 次 1 个疗程。

主治　慢性胆囊炎。

20.3　注意事项

1）锋钩针钩刺肝俞、胆俞应注意进针深度，可以采用提捏进针与施针法，以免损伤肺脏造成气胸。

2）新九针疗法对慢性胆囊炎的症状，亦可有较快改善作用，但彻底治愈较慢，需坚持长期治疗。

3）慢性胆囊炎并有胆结石患者，针刺后有时会引发排石，若结石体积大已发生胆总管嵌顿，要做好手术准备。

21　非特异性溃疡性结肠炎

21.1　概述

21.1.1　概念

非特异性溃疡性结肠炎是一种原因不明的慢性结肠炎，病变主要位于结肠的黏膜层及黏膜下层，且以溃疡为主，因此又称非特异性结肠炎，多累及直肠和远端结肠，但可向近端扩展，以至遍及整个结肠，临床表现有腹泻、黏液脓血便、腹痛和里急后重，病程漫长、轻重不一，常反复发作，有活动期与缓解期。

本病可发生在任何年龄，多见于 20～50 岁，也可见于儿童或老年，男女发病率无明显差别。近年来，患病率有所增加，病程一般呈慢性迁延过程，有反复急性发作，预后较差；轻型及有长期缓解者预后较好；暴发型、有并发症或年龄超过 60 岁者则预后甚差，属中医学"泄泻"范畴。

21.1.2　病因病机

(1) 中医病因病机

病位在肠，但关键病变脏腑在脾胃，此外，尚与肝、肾有密切关系。不论是肠腑本身的原因还是由于其他脏腑的病变影响到肠腑，均可导致大肠的传导功能和小肠的泌别清浊功能失常而发生泄泻。由于"大肠、小肠皆属于胃"，所以，泄泻的病机主要在于脾胃的功能障碍，脾虚湿盛是其关键。常因外邪、饮食、情志等因素诱发，多反复发作。

(2) 西医病因病机

一般认为非特异性溃疡性结肠炎的发生为遗传易感者，再通过外源因素（感染、精神因素等）使肠黏膜的正常防御作用削弱，引起肠黏膜损伤，致敏肠道淋巴组织，导致免疫调节和反馈失常，形成自身免疫反应，而出现慢性、持续的炎症性反应。

主要病变在直肠、乙状结肠，向上蔓延可累及降结肠，甚至全结肠，病理改变集中在黏膜层或黏膜下层，黏膜充血、水肿、变脆触之易出血，常有密集细小的溃疡，肉眼观察呈磨砂玻璃样，并可形成沿肠纵轴的椭圆浅表溃疡，有的融成较大不规则溃疡，黏膜面覆有脓血黏液，具有弥漫性、表浅性、连续性的特点。

21.1.3 临床表现

腹泻和便秘，病初症状较轻，粪便表面有黏液，以后便次增多，重者每天排便 10～30 次，粪中常混有脓血和黏液，可呈糊状软便。便血是较常见的症状，主要由于结肠黏膜局部缺血及溶解纤维蛋白的活力增加所致。一般为小量便血，重者可呈大量便血或血水样便。腹痛多局限左下腹或下腹部，轻症者亦可无腹痛，随病情发展腹痛加剧，排便后可缓解。里急后重系由于炎症刺激直肠所致，并常有骶部不适。消化不良时常表现厌食、饱胀、嗳气、上腹不适、恶心、呕吐等。

21.1.4 临床诊断

(1) 中医诊断

1) 湿热蕴结型：腹痛，腹泻，里急后重，便次增多，便中夹有脓血，纳呆，胸闷，面色萎黄，心烦口渴，舌质淡、苔白腻或黄腻，脉滑数。

2) 脾肾两虚型：肠鸣、腹泻，或便中夹黏液或黏液血便，面色㿠白，腰膝酸软，睡眠欠佳，倦怠神疲，舌淡苔白，多见黎明前腹泻，形寒肢冷脉沉细无力。

3) 脾虚湿滞型：病程较长，腹泻每日数次，或时夹有黏液脓血，时有腹痛，面色不华，倦怠无力，纳少，舌淡苔白，脉细弱。

4) 血瘀肠络型：泄泻不爽，腹痛有定处，按之痛甚，面色晦滞，口干不欲多饮，舌边有紫斑或色暗红，脉弦涩。

(2) 西医诊断

1) 一般起病较慢，少数急骤，病程呈慢性过程，迁延数年至数十年，常有发作期与缓解期交替，或持续并逐渐加重，偶见急性暴发过程，临床表现与病程长短、病变范围及有无并发症等有关。

2) 腹部症状：程度轻重不一的腹泻，轻者每日排便 2～3 次，或腹泻与便秘交替出现。重者排便频繁，可每 1～2 小时 1 次，粪质多糊状，混有黏液、脓血，也可只排黏液脓血便而无粪质；病变缓解期可无酸痛或仅有腹部不适，一般诉有轻度至中度腹痛，或在下腹的阵痛，亦可涉及全腹，有疼痛-便意-便后缓解的规律，若并发中毒性结肠扩张或炎症涉及腹膜，有持续性剧烈腹痛。

3) 其他症状：上腹饱胀不适，嗳气、恶心、呕吐，食欲不振，里急后重者常有腹部不适。

4) 全身症状：急性期或急性发作期常有低度或中度发热，重症可有高热，心率加速等中毒之症状；病程进展及重症患者可出现衰弱、消瘦、贫血，水与电解质平衡紊乱，肠道蛋白质丢失所致的低蛋白血症及营养障碍等表现。

5）辅助检查：直肠指检常有触痛，肛门括约肌常痉挛，但在急性中毒症状较重的患者可松弛，高凝血状态，血清蛋白电泳示严重者血清蛋白降低，严重病人常有电解质紊乱，尤以低血钾突出，活动期病人血流常增速；粪便检查肉眼可见血、脓和黏液，涂片镜检见红、白细胞或脓细胞；肠镜检查对本病诊断有重要价值；X线钡剂检查有利于了解整个胃肠道的情况，早期可见结肠黏膜紊乱，晚期可见管腔狭窄，结肠缩短，息肉所引起的充盈缺损等。

21.2　新九针技术在非特异性结肠炎中的应用

选取针具　磁圆梅针、火针、毫针

操作规程　磁圆梅针中度手法叩刺背部督脉、华佗夹脊线、足太阳膀胱经第一侧线2~3次，重点叩刺至阳、脾俞、胃俞、三焦俞、大肠俞、小肠俞，每穴3~5次；中度手法叩刺腹部任脉、阳明经至皮肤发红为度。细火针浅疾刺肺俞、至阳、脾俞，深疾刺大肠俞、小肠俞、中脘、天枢、止泻（脐下二寸半）、足三里。毫针取穴同火针，二者交替，可加灸。

随证加减　湿热蕴结型加商阳锋钩针刺血，曲池、阴陵泉毫针泻法。脾肾两虚型加肾俞、气海、关元，温针灸。脾虚湿滞型加胃俞、阴陵泉毫针针刺。血瘀肠络型加膈俞、肝俞、血海毫针针刺。

操作间隔　梅花针、毫针每天1次，5次1个疗程。火针1周2次，3次1个疗程。

主治　非特异性溃疡性结肠炎。

21.3　注意事项

1）治疗本病，以新九针疗法配合埋线、中药灌肠疗效更佳。

2）活动期应卧床休息，进食宜稀软，忌食生冷油腻刺激性食物。

3）非特异性溃疡性结肠炎病情缠绵反复，非一时能获效，嘱患者一定坚持治疗。

22 便秘

22.1 概述

22.1.1 概念

便秘是粪便在肠内滞留过久，秘结不通；排便困难或欲大便而艰涩不畅的一种病证。分为器质性便秘和功能性便秘，器质性便秘是指由于消化道器质性病变而导致的便秘，功能性便秘是指无器质性病变由于大肠以及肛管功能活动异常而引起的便秘。中医称便秘为"大便难"、"脾约"、"后不利"、"秘涩"、"秘结"、"阴结"、"阳结"、"肠结"、"冷秘"、"气秘"等。

22.1.2 病因病机

(1) 中医病因病机

本病病位在肠，但与脾、胃、肺、肝、肾等功能失调均有关联。

病机为大肠传导功能失常，粪便在肠内停留时间过久，水液被吸收，以致便质干燥难解。可分为实证和虚证两类。实证便秘，多由素体阳盛，嗜食辛辣厚味，以致胃肠积热，或邪热内燔，津液受灼，肠道燥热，大便干结；或因情志不畅，忧愁思虑过度，或久坐少动，肺气不降，肠道气机郁滞，通降失常，传导失职，糟粕内停，而成便秘。虚证便秘，多由病后、产后，气血两伤未复，或年迈体弱，气血亏耗所致，气虚则大肠传导无力，血虚则肠失滋润；或下焦阳气不充，阴寒凝结，腑气受阻，糟粕不行，凝结肠道而成便秘。

(2) 西医病因病机

器质性便秘：肠管器质性病变包括肿瘤、炎症或其他原因引起的肠腔狭窄或梗阻；直肠、肛门病变包括直肠内脱垂、痔疮、直肠前膨出、耻骨直肠肌肥厚、耻直分离、盆底病等；内分泌或代谢性疾病包括糖尿病、甲状腺功能低下、甲状旁腺疾病等；系统性疾病如硬皮病、红斑狼疮等；神经系统疾病包括中枢性脑部疾患、脑卒中、多发硬化、脊髓损伤以及周围神经病变等；药物性因素如铁剂、阿片类药、抗抑郁药、抗帕金森病药、钙通道拮抗剂、利尿剂以及抗组胺药等。

如果便秘无上述等明确病因，称为功能性便秘，病因尚不明确，其发生与多种因素有关，包括进食量少或食物缺乏纤维素或水分不足，对结肠运动的刺激减少；因工作紧张、生活节奏过快、工作性质和时间变化、精神因素等干扰了正常的排便习惯；腹肌及盆腔肌张力不足，排便推动力不足，难于将粪便排出体外；滥用泻药，形成药物依赖，造成便秘；老年体弱、活动过少、肠痉挛导致排便困难，或由于结肠冗长所致。

22.1.3 临床表现

以排便困难为主症，2 日以上至 1 周左右大便 1 次，粪质干硬，排出困难；或虽然每日大便 1 次，但粪质干燥坚硬，排出困难；或粪质并不干硬，也有便意，但排出困难等。常伴有腹胀、腹痛、头晕、便血等症状，部分患者还伴有失眠、烦躁、多梦、抑郁、焦虑等精神心理障碍。

22.1.4 临床诊断

(1) 中医诊断

1）热秘：大便干结，腹胀腹痛，面红身热，口干口臭，小便短赤，舌红、苔黄燥，脉滑数。

2）气秘：大便秘结，欲便不得，腹痛连及两胁，得矢气或便后则舒，嗳气频作或喜叹息，苔薄腻，脉弦。

3）冷秘：大便秘结，腹部拘急冷痛，拒按，手足不温，苔白腻，脉弦紧或沉迟。

4）虚秘：虽有便意但排便不畅，或数日不便但腹无所苦，临厕努挣乏力，心悸气短，面色无华，舌质淡，脉细弱。

(2) 西医诊断

大便量少、质硬、排出困难；或伴有长时间用力排便、直肠胀感、排便不尽感，甚至需用手法帮助排便；在不使用泻剂的情况下，7 日内自发性排空粪便不超过 2 次或长期无便意。

国际上通用的便秘诊断标准是罗马标准，罗马Ⅲ标准中对慢性便秘的诊断标准如下：

在过去 12 个月中，至少 12 星期连续或间断出现以下 2 个或 2 个以上症状：

1）>1/4 时间有排便费力；

2）>1/4 的时间有粪便呈团块或硬结；

3）>1/4 时间有排便不尽感；

4）>1/4 的时间有排便时肛门阻塞感或肛门直肠梗阻；

5）>1/4 的时间有排便需用手法协助；

6）>1/4 的时间有每星期排便<3 次，日排便量小于 35g。

便秘的检查：内镜检查可观察结肠和直肠黏膜情况，排除器质性病变。部分患者可见结肠黏膜呈弥漫性黑褐色斑点，称结肠黑变病，为肠黏膜脂褐素沉着，多与长期服用泻剂有关。影像学检查，腹部 X 线平片能显示肠腔扩张、粪便存留及气液平面。钡剂灌肠可发现巨直肠和巨结肠。CT 或 MRI 主要用于发现肠道有无肿块或狭窄的患者。

22.2 新九针技术在便秘中的应用

选取针具 磁圆梅针、火针、员利针、毫针。

操作规程 磁圆梅针中重度手法叩刺脾俞以下背俞穴、腹部任脉、阳明经，膝以下阳明经，从上向下连叩 3~5 次，叩至皮肤充血为度。细火针浅疾刺至阳、脾俞，深疾刺大肠俞、天枢、腹结、上巨虚。员利针深刺大肠俞、代秩边。毫针针刺支沟、天枢、大肠俞、阳陵泉、大横或腹结，天枢、腹结滞针手法。

随证加减 热秘加大椎、曲池，毫针针刺，泻法。气秘加气海、行间，毫针针刺，平补平泻。冷秘加照海、关元俞，毫针温针。虚秘加足三里、关元，毫针针刺，补法。

操作间隔 磁圆梅针、毫针每天 1 次，10 次 1 个疗程。员利针隔日 1 次，5 次 1 个疗程。火针 1 周 2 次，3 次 1 个疗程。

主治 便秘。

22.3 注意事项

1）本病治疗，易见效，但疗效维持较难，故而应要求患者坚持治疗，勿急躁。

2）本病以新九针疗法结合埋线疗法治疗效果更佳。

3）应要求患者养成良好的饮食及排便习惯，饮食宜清淡，多食粗纤维蔬菜、水果，每日定时排便。

23 痛经

23.1 概述

23.1.1 概念

痛经，或称为经期腹痛，是指经期或行经前后出现的周期性小腹或腰部疼痛，甚至痛及腰骶。每随月经周期而发，严重者可伴恶心呕吐、冷汗淋漓、手足厥冷，甚至昏厥，给工作及生活带来影响。痛经的发病率较高，以青年女性较为多见。分为原发性和继发性两种。原发性系指生殖器官无明显异常者；后者多继发于生殖器官的某些器质性病变，如子宫内膜异位症、子宫腺肌病、慢性盆腔炎、子宫肌瘤等。中医学称之为"月水来腹痛"、"经行腹痛"、"经期腹痛"、"经痛"等。

23.1.2 病因病机

(1) 中医病因病机

痛经的发生与冲、任二脉以及胞宫的周期生理变化密切相关，与肝、肾二脏也有关联。如若经期前后冲任二脉气血不和，脉络受阻，导致胞宫的气血运行不畅，"不通则痛"；或胞宫失于濡养，"不荣则痛"。此外，情志不调、肝气郁结、血行受阻；寒湿之邪客于胞宫，气血运行不畅；气血虚弱，肝肾不足均可使胞脉不通、胞宫失养而引起痛经。

(2) 西医病因病机

痛经的确切病因至今尚不明确，没有一个理论能全面解释此症候群。

原发性痛经：是指初潮不久后即出现痛经，有时与精神因素密切相关。也可能由于子宫肌肉痉挛性收缩，导致子宫缺血而引起痛经。多见于子宫发育不良、宫颈口或子宫颈管狭窄、子宫过度屈曲，使经血流出不畅，造成经血滞留，从而刺激子宫收缩引起痛经。有的在月经期，内膜呈片状脱落，排出前子宫强烈收缩引起疼痛，排出后症状减轻。

继发性痛经：多见于生育后及中年妇女，因盆腔炎症、肿瘤、子宫内膜异位症或子宫内放置节育器引起。内膜异位症系子宫内膜组织生长于子宫腔以外，如子宫肌层、卵巢或盆腔内其他部位，同样有周期性改变及出血，月经期间因血不能外流而引起疼痛，并因与周围邻近组织器官粘连，而使痛经逐渐加重。

另外，痛经的机制与前列腺素活性有关，分泌期子宫内膜及血中前列腺素异常升高，诱发子宫肌收缩产生痉挛性疼痛，同时可引起胃肠道反应。还有催产素、白细胞三烯、血管加压素等也参与了痛经的形成。

23.1.3 临床表现

经期或行经前后小腹疼痛，随着月经周期而发作。疼痛可放射到胁肋、乳房、腰骶部、股内侧、阴道或肛门等处。一般于经期来潮前数小时即已感到疼痛，成为月经来潮之先兆。甚者疼痛难忍，面青肢冷，呕吐汗出，周身无力，甚至晕厥。

23.1.4 临床诊断

(1) 中医诊断

1）寒湿凝滞型：经前或经期小腹冷痛，得热则舒，经血量少，色紫黯有块。伴形寒肢冷、小便清长，苔白，脉细或沉紧。

2）气滞血瘀型：经前或经期小腹胀痛拒按，胸胁、乳房胀痛，经行不畅，经色紫黯、有血块，舌紫黯或有瘀斑，脉沉弦或涩。

3）气血不足型：经期或经后小腹隐痛喜按，且有空坠不适之感，月经量少、色淡、质清稀，神疲乏力，头晕眼花，心悸气短，舌淡、苔薄，脉细弦。

4）肝肾亏损型：经后 1~2 日小腹疼痛，腰骶疼痛酸胀，月经颜色暗淡，量少且质稀薄，小便清长，头晕耳鸣，面色晦暗，舌苔薄白或薄黄，脉细弦。

(2) 西医诊断

根据经期腹痛的症状，妇科检查无阳性体征，诊断并不困难，但需排除引起痛经的盆腔器质性病变，腹腔镜检查是最有价值的辅助诊断方法。

原发性痛经：妇科检查无阳性体征为诊断原发性痛经的关键，主要是排除盆腔器质性病变的存在。采集完整的病史，做详细的体格检查（尤其是妇科检查），排除子宫内膜异位症、子宫腺肌症、盆腔炎症等。最常见于 25 岁以下未婚未产的妇女，大多在初潮后 6~12 月发病，大多到育龄、婚后会缓解，甚至症状消失。

继发性痛经：根据病史妇科检查及必要的辅助诊断方法明确痛经是由何种妇科疾病引起。常见于育龄妇女，特别是 30 岁后的已婚妇女，其生殖器官发生了器质性病变，妇科检查可发现子宫增大、活动受限、有压痛；附件增粗或片状增厚、有压痛。

23.2 新九针技术在痛经中的应用

技术一

选取针具 磁圆梅针、长针、员利针、锋钩针、毫针

操作规程 磁圆梅针中、重度手法叩刺背俞、八髎、腹部任脉、冲脉、带脉 3~5遍，至皮肤发红。锋钩针钩刺次髎、十七椎下（L5棘突下）出血后拔罐。员利针针刺代秩边，针尖倾向小腹，针感至小腹后出针。毫针针刺气海透中极（针感至会阴），三阴交，长针"秩边透水道"针法。

随证加减 寒湿凝滞配关元、阴陵泉，留针，关元温针。气滞血瘀配行间，泻法。

操作间隔 磁圆梅针、长针、毫针每天1次，5次1个疗程。员利针隔日1次，3次1个疗程。锋钩针1周1次，1次1个疗程。

主治 原发性痛经、继发性痛经之实证。

技术二

选取针具 磁圆梅针、长针、员利针、火针、毫针

操作规程 磁圆梅针中度手法叩刺背俞、八髎、腹部任脉、冲脉、带脉、足阳明经下肢循行线3~5遍，至皮肤发红。长针"秩边透水道"针法。员利针针刺代秩边，针尖倾向小腹，针感至小腹后出针。毫针针刺气海透中极（针感至会阴），三阴交。细火针浅疾刺肝俞、肾俞。

随证加减 气血虚弱温针足三里，重灸气海。肝肾亏损配太溪、太冲、肾俞，补法。

操作间隔 磁圆梅针、长针、毫针每天1次，5次1个疗程。员利针隔日1次，3次1个疗程。火针1周2次，3次1个疗程。

主治 原发性痛经、继发性痛经之虚证。

23.3 注意事项

1）本病病程较长者可配合埋线治疗效更佳。

2）临证员利针与长针可择一而用，针感要传入小腹、前阴，"气至病所"则痛立止。

3）本病治疗时机，可从经前5~7天开始至行经后为止，连续治疗2~3个月经周期。

4）针灸对原发性痛经疗效好于继发性痛经。

5）继发性痛经应结合中西医疗法，即使针后症状减轻亦要治疗原发疾病。

24 闭经

24.1 概述

24.1.1 概念

闭经包括原发性闭经和继发性闭经。凡年满 18 岁或第二性征已发育成熟 2 年以上仍未来月经称原发性闭经；已有规则的月经周期，由于某些原因而停止行经达 6 个月以上者称继发性闭经，妊娠期、哺乳期、绝经期以后的停经，均属生理现象，不属闭经范畴。中医最早见于《素问·阴阳别论》，称其为"女子不月"、"月事不来"、"血枯"；《金匮要略》称本病为"经水断绝"；《诸病源候论》称为"月水不通"等。

24.1.2 病因病机

(1) 中医病因病机

经闭多由禀赋薄弱，肾气未充，或多产堕胎，耗伤精血；或失血过多等均可导致血海空虚，而产生经闭。七情内伤，肝气郁结，气滞血瘀，或脾失健运，痰湿内盛，阻于冲任；或饮冷受寒，血为寒凝，冲任阻滞不通，胞脉闭阻而致闭经。

基本病机分为虚、实两类，实者主要有瘀滞与寒凝，虚者主要有血虚与肾虚。病位主要在肝，与脾、肾有关。

(2) 西医病因病机

月经周期的建立有赖于下丘脑-垂体-卵巢的神经内分泌以及靶器官子宫内膜对性激素的周期性反应，其中任何一个环节发生障碍都有导致闭经的可能。临床通常根据病变部位分为子宫性、卵巢性、垂体性、下丘脑性闭经。

子宫性闭经：子宫内膜失去对卵巢性激素的正常反应而致闭经。患者月经调节功能正常，卵巢功能正常，但子宫内膜损伤或粘连、子宫内膜炎、子宫发育不全或缺如、子宫切除术后或子宫腔内放射治疗后、刮宫过深导致闭经。

卵巢性闭经：因为卵巢性激素水平低落，子宫内膜不发生周期性变化而致闭经。卵巢组织破坏如手术切除或放射治疗、先天性无卵巢或卵巢发育不良、卵巢功能早衰、卵巢肿瘤等疾病可致闭经。

垂体性闭经：主要病变在垂体。垂体的器质性疾病或功能失调可影响促性腺激素的分泌，继而影响卵巢出现闭经。垂体损伤引起闭经，如垂体缺血、炎症、放射及手术等破坏了垂体前叶功能；垂体梗死，因为产后大出血、休克引起垂体前叶组织缺血坏死而致闭经；垂体肿瘤如泌乳素瘤；原发性垂体功能低下等。

下丘脑闭经：是最常见的一类闭经。因为丘脑下部功能失调而影响垂体，进而影响卵巢而引起闭经。其病因复杂，可因为中枢神经器质性病变、精神因素、全身消耗性疾病或营养不良、药物抑制综合征、内分泌机能失调、多囊卵巢综合征等，月经期寒冷刺激引起。

除此以外，全身性疾病如营养不良，慢性消耗如贫血、结核、糖尿病等可引致闭经。又如肾上腺皮质功能失调、甲状腺功能失调以及生活环境的骤然改变、精神因素刺激等亦可引发。

24.1.3　临床表现

年过 18 岁而月经尚未来潮，或以往有过正常月经，现停止月经在 6 个周期以上。可伴有体格发育不良、头痛、视力障碍、恶心、呕吐、周期性腹痛、溢乳、绝经前后诸症、肥胖、多毛或结核病等。由于病因不同，临床表现各异，一般月经超龄未至，或先见月经周期延长，经量少，终至停闭。

24.1.4　临床诊断

(1) 中医诊断

1）肝肾亏虚型：月经超龄未至，或由月经后期、量少逐渐至闭经，头晕耳鸣，腰膝酸软，舌红、少苔，脉沉弱或细涩。

2）气血不足型：月经周期逐渐后延，经量少而色淡，继而闭经，面色无华，头晕目眩，心悸气短，神疲肢倦，食欲不振，舌质淡、苔薄白，脉沉缓或细而无力。

3）气滞血瘀型：月经数月不行，小腹胀痛拒按，精神抑郁，烦躁易怒，胸胁胀满，舌质紫黯或有瘀斑，脉沉弦或涩而有力。

4）寒湿凝滞型：月经数月不行，小腹冷痛拒按，得热则减，形寒肢冷，面色青白，舌紫黯、苔白，脉沉迟。

(2) 西医诊断

有典型的闭经临床表现。并结合相应的检查，具体如下：

全身检查：注意一般发育及营养状况、精神神经类型、智力水平、有无躯体畸形。必要时测量身高、体重、指距及第二性特征发育情况，有无肥胖、多毛、溢乳等。

妇科检查：注意外阴发育情况，有无阴蒂肥大；阴道发育情况，阴道、处女膜有无梗阻、畸形、萎缩，卵巢是否增大。

宫腔镜检查：了解宫腔深度、宽度、形态有无畸形，有无粘连，取内膜检查有无病理改变。

腹腔镜检查：直视子宫及性腺外观，除外先天发育异常，必要时取卵巢活检。

子宫输卵管碘油造影：了解宫腔形态，有无畸形，输卵管是否通畅，除外结核病。

阴道黏液结晶检查：了解雌激素水平。

宫颈黏液结晶检查：了解雌激素水平及有无孕激素影响。

基础体温测定：了解有无排卵及黄体功能。

测定血中促卵泡生成激素、促黄体生成素含量：若高于正常水平提示卵巢功能低下；若低于正常水平表示垂体功能或更高中枢功能低下。

蝶鞍 X 线片、CT、MRI 等检查：以除外垂体肿瘤。

染色体检查：除外性发育异常。

24.2　新九针技术在闭经中的应用

选取针具　磁圆梅针、长针、毫针

操作规程　磁圆梅针中、重度手法叩刺背俞、八髎、腹部任脉、冲脉、带脉 3~5 遍，至皮肤发红。长针"秩边透水道"针法。毫针针刺膈俞、中极、水道、归来、血海、三阴交。

随证加减　肝肾亏虚配肝俞、肾俞、太溪、太冲、补法。气血不足温针足三里，重灸气海。寒湿凝滞配关元、阴陵泉，留针，关元温针。气滞血瘀配行间，泻法。

操作间隔　磁圆梅针、长针、毫针每天 1 次，10 次 1 个疗程。

主治　闭经。

24.3　注意事项

1）对于原发性闭经，要在查寻病因，对症治疗同时配合新九针疗法治疗。

2）治疗本病应针药结合，疗效更佳。

3）本病治疗见效较慢，疗程较长，每个疗程之间可以休息 10~15 天。

25 男性性功能障碍

25.1 概述

25.1.1 概念

性功能障碍指成年男性其性器官没有解剖学的损害而出现的功能障碍，是指男性在性欲、阴茎勃起、性交、性高潮、射精等性活动的五个阶段中，其中某个阶段或几个阶段或整个阶段发生异常而影响性活动正常进行。最多见的男性性功能障碍是阴茎勃起和射精异常，临床上常表现为性欲缺乏、因阴茎不能勃起而不能进行性交或早泄等。总体上可分为功能性性功能障碍和器质性性功能障碍两大类，前者占性功能障碍的绝大多数，而后者颇为少见。本病属中医学的"阳痿""早泄"范畴。

25.1.2 病因病机

(1) 中医病因病机

本病的发生多因房室不节，手淫过度；或过于劳累、疲惫；异常兴奋、激动；高度紧张、惊恐伤肾；命门火衰、宗筋不振；或嗜食肥甘、湿热下注、宗筋弛缓而致。与肾、肝、心、脾的功能失调密切相关。

(2) 西医病因病机

男性性功能是一个复杂的生理过程，涉及各方面，诸如神经、精神因素、内分泌功能、性器官等，引起男性性功能障碍（包括阴茎勃起障碍和射精障碍）的原因亦是多方面的。

对于勃起异常，常见的非器质性病因是精神刺激过度、情感异常、心理障碍，对于射精异常而言，非器质性病因主要为精神源性因素、手淫等。其中精神心理方面的不良刺激占重要作用，包括不正确的性态度、过去性经历的影响以及矛盾、人际关系紧张对性功能的影响、各种外界因素所造成的心理压抑。

性功能障碍也有器质性原因，在诊断性功能障碍时必须排除有关的躯体疾病如性器官的慢性炎症、外伤以及相关的神经系统的病变，某些内分泌疾病，长期服用某些药物，患有精神疾病如抑郁症、焦虑性神经症以及先天性泌尿生殖器官发育不良等都可能出现性功能障碍。

大多数男性性功能障碍的患者，都是由功能性病变所引起的，其中尤以大脑皮质的功能紊乱为主；器质性病变引起的性功能障碍，也是与大脑皮质的功能紊乱密切相关，即在器质性病变的基础上，也可产生大脑皮质的功能紊乱，从而引起大脑皮质对高级性中枢的过度抑制或过度兴奋，同时脊髓性中枢是也受大脑皮质高级性中枢控制，神经系统从兴奋的偏盛，到兴奋的减弱或抑制的偏盛，直至功能衰竭，是性功能障病理过程的三个先后发展阶段。

25.1.3 临床表现

1）阴茎勃起障碍：阳痿主要表现阴茎萎软，不能有效地勃起，或勃起而不坚，时间短暂，不能维持正常的性交，常伴性欲锐减，甚至无性欲，以及精神不振，或心悸易惊，或抑郁寡欢或胆怯多疑性精神症状；阳强是指不伴有性欲和性刺激的情况下，阴茎呈强直性疼痛性的勃起，持续时间可达几小时或几周，精液自出，甚至可引起阴茎水肿或尿潴留；阳缩症表现突然阴茎或阴囊睾丸内缩，伴少腹拘急，疼痛剧烈，甚至四肢厥冷，冷汗出。

2）射精异常：遗精是指每月遗精超过4次以上者，在遗精前常伴有性刺激或性欲意念，或在梦中有性活动，同时伴有神经衰弱、阳痿、腰酸膝软等表现；早泄是指阴茎虽能勃起，性交时间极短即射精，甚至刚接触阴唇即射精，而后阴茎萎软不能正常性交；此外，还有不射精症，性交过程中无射精，不能形成性高潮，即进入消退期；部分病例性交后，有性欲，性高潮和射精的感觉，但精液逆流入膀胱，而无精液从尿道口排出，大多数病人阴茎勃起正常，部分可出现性冷淡和阳痿。

3）性欲障碍：主要为性欲低下，多表现在心理上，指在有效的性欲刺激下，没有性交欲望，或厌烦性交，毫无快感，也可伴有阳痿、早泄、遗精等。

25.1.4 临床诊断

(1) 中医诊断

1）命门火衰型：阳事不举或举而不坚，精薄清冷，神疲倦怠，畏寒肢冷，面色㿠白头晕，耳鸣，腰膝酸软，夜尿清长，舌淡胖，苔薄白，脉沉细。

2）心脾亏虚型：阳痿不举，心悸，失眠多梦，神疲乏力，面色萎黄，食少纳呆，腹胀便溏，舌淡，苔薄白，脉细弱。

3）肝郁不舒型：阳事不起，或起而不坚，心情抑郁，胁肋胀痛，脘闷不舒，食少便溏，苔薄白，脉弦。

4）惊恐伤肾型：阳痿不振，心悸易惊，胆怯多疑，夜多噩梦，常有被惊吓史，苔薄白，脉弦细。

5）湿热下注型：阴茎痿软，阴囊潮湿，瘙痒腥臭，睾丸坠胀作痛，小便赤涩灼痛，胁胀腹闷，肢体困倦，泛恶口苦，舌红，苔黄腻，脉滑数。

（2）西医诊断

1）病史：重点了解有无手淫史，性生活史，首次性生活是否成功，夫妻感情如何，有无外伤以及家族遗传史；现病史重点了解发病的时间、有无明显的诱因，病程的长短，病情加重的时间。勃起的硬度，持续的时间及长短，夜间有无勃起射精的状况。

2）查体：除一般全身检查外，重点检查外生殖器的发育情况：如阴茎、睾丸的大小，有无畸形，阴茎海绵体有无结节，尿道口有无狭窄、睾丸及附睾大小，有无触压痛，有无结节等。体型的发育，毛发分布，男性第二性征情况等。

3）生殖内分泌检查：男子性激素水平对男子性功能障碍有明显的关系，临床测定非常必要。

4）阴茎海绵体试验：是鉴别功能性及器质性阳痿的手段之一，也是阴茎海绵体造影的必行试验。

5）阴茎海绵体造影：海绵体造影作为静脉漏性阳痿的诊断手段尚无分型及标准。

6）夜间勃起试验：阴茎硬度测试环，是用来检测男性夜间阴茎勃起程度区分功能性阳痿还是生理性阳痿的简便而有效的手段之一。

25.2 新九针技术在男性性功能障碍中的应用

选取针具 磁圆梅针、长针、毫针

操作规程 磁圆梅针中重度手法叩刺取背俞，八髎，下腹部任脉、肾经、足阳明胃经，往复叩刺3~5遍，叩刺血海、三阴交，至皮肤出现红晕为准。长针"秩边透水道"针法，针感至会阴部、小腹部。毫针针刺肾俞、关元、中极、归来、三阴交、四神聪、神庭，平补平泻法，留针，中极穴针感传至阴茎。

随证加减 命门火衰型加命门、志室、气海，毫针针刺加灸。心脾亏虚型加心俞、脾俞、神门，毫针针刺，补法，留针。肝郁不舒型加肝俞、太冲，毫针针刺，平补平泻，留针。惊恐伤肾型加心俞、胆俞、神门、内关，毫针针刺，平补平泻，留针。湿热下注型加肝俞、胆俞、阴陵泉，毫针针刺，泻法，留针。

操作间隔 每天1次，10次1个疗程。

主治 男性性功能障碍。

25.3 注意事项

1）治疗性功能障碍，调理元神之府甚为重要，故取四神聪、神庭等穴，可起镇静宁神，有清心寡欲之功。

2）在接受治疗的同时，并开导患者树立战胜疾病的信心，清心寡欲，戒除手淫，劳逸结合，适当进行体育锻炼。

3）治疗期间，要求患者应分房静养，不可服用壮阳之品而强为。

26　前列腺增生症

26.1　概述

26.1.1　概念

良性前列腺增生症，亦称前列腺肥大，是一种特殊的组织衰老病理性疾病，其特征表现为基质及上皮细胞的增生，是引起老年男性下尿路梗阻的常见病因之一。以进行性尿频、排尿困难为临床特点。随着我国男子平均寿命延长，前列腺增生症的发病率已明显上升。

前列腺增生症属中医"癃闭"范畴。其排尿困难为癃，癃者，小便不利，点滴而短少，病势较缓；其急性尿潴留为闭，闭者，小便闭塞，点滴不通，病势较急。

26.1.2　病因病机

(1) 中医病因病机

前列腺增生症是男子进入"七八"之年，肾之阴阳不足所致。其症候的出现，除与增生的前列腺压迫因素有关外，与肾之阴阳偏衰，膀胱气化、病理产物的形成亦有密切关系。

1) 湿热蕴结：肾气虚，不能化气行水而见夜尿频数。若水湿内停，蕴而化热，或饮食不节，酿生湿热，或外阴不洁，湿热流注，可致增生伴前列腺充血水肿，若合并炎症，症状加重。

2) 脾肾气虚：年老肾气虚衰，不能温煦脾土，脾肾气虚，推动乏力，不能运化水湿，酿生痰湿。气虚推动乏力，故前列腺增生不大即可出现排尿困难。

3) 气滞血瘀：肾气虚衰，不能运行气血，久之气血不畅，阴血凝聚于前列腺而腺体增生。如前列腺增生到一定程度，可压迫尿道而出现症状。

4) 肾阴虚：素体阴虚，可出现阴虚内热。而阴虚之人，由于阳气相对偏盛，气化有权，故排尿困难症出现较晚。排尿困难症出现，多为前列腺增生较大，膀胱气化无权，而呈气阴两虚的表现。

5) 肾阳虚："七八"之年，肾阳不足，不能化气行水，膀胱气化无力，而见排尿困难，甚则尿闭。

(2) 西医病因病机

前列腺增生分为组织学前列腺增生和临床前列腺增生。前者通过尸检来确定，可以表现为明显的前列腺体积增大，也可以仅表现为显微镜下的微小增生，可以伴有临床症状，也可以不伴有临床症状。临床前列腺增生的主要特点可以概括为以下三点：一是前列腺症状；二是前列腺体积增大；三是膀胱出口梗阻的指征。这三个特征也可以由前列腺增生以外的其他疾患所致，它们之间也不一定都存在明显的相关性，临床前列腺增生并不一定同时具有这三个特征。

前列腺增生症的病因学观点有许多，如种族、社会因素、代谢营养因素、动脉硬化学说、炎症学说等，但大多数均未被普遍承认。目前已肯定导致本病发生有两大因素：一是高龄，二是具有正常功能的睾丸，二者缺一不可。

腺体增生后，使前列腺尿道伸长、弯曲、尿道受压变窄，尿道阻力增加，下尿路梗阻（膀胱出口梗阻），初期（代偿期）可见膀胱逼尿肌增厚，膀胱壁增厚。后期（代偿失调）可见肌层变薄、萎缩、张力减退；黏膜代偿出现小梁、肉柱、小室、假性憩室。输尿管嵴增厚抬高，加重排尿困难；膀胱逼尿肌增厚可使输尿管膀胱壁段延长、僵硬，导致输尿管的机械性梗阻；膀胱失代偿后，输尿管壁段又可缩短，加之膀胱内压升高，出现输尿管反流，终致肾积水及肾功能损害。

26.1.3　临床表现

良性前列腺增生症早期因膀胱代偿而无症状，或症状不明显，称为良性前列腺增生症静止期。随着下尿路梗阻加重，症状逐渐明显，组织学良性前列腺增生的部分病例可发展为临床良性前列腺增生，早者50岁后出现症状，一般在70岁前后。临床良性前列腺增生症的症状可分为三类，刺激症状：尿频、尿急及夜尿次数增多，急迫性尿失禁。梗阻症状：排尿踌躇，尿线变细，尿终末滴沥，间歇性排尿及膀胱尿不能排空等排尿困难症状；梗阻并发症：尿潴留，充溢性尿失禁，感染，膀胱结石，血尿，肾功能损害及血压增高引起的症状。

26.1.4　临床诊断

(1) 中医诊断

1）湿热蕴结型：排尿困难，小便频数，滴沥不通，短赤灼热，血尿，前列腺肿大，伴小腹胀满，大便干结，口渴不欲饮。口苦而黏，舌质红，苔黄腻，脉弦数或滑数。

2）肝郁气滞型：情志抑郁，或烦急善怒，小便不通或通而不爽，前列腺增大。胁腹胀满或作痛，口苦咽干，舌质红，苔薄微黄，脉弦或弦数。

3）肾阳虚衰型：排尿困难，射程短，尿线分叉，尿频，尿后滴沥不尽，尿失禁，小便清白或有白浊，前列腺肿大。面色㿠白，畏寒肢冷，神疲气怯，头昏耳鸣，腰膝酸软，舌质淡，苔薄白，脉沉细。

4）肾阴亏虚型：欲尿而不得，或淋漓不畅，重则闭塞不通，前列腺肿大。头昏耳鸣，五心烦热，咽干心烦，腰膝酸软，舌红少津，脉细数。

5）瘀阻水道型：小便点滴而下，尿如细线，甚而阻塞不通，小腹胀满，按之内痛。舌质紫暗，苔白厚腻，脉涩。

（2）西医诊断

1）症状：凡50岁以上男性，夜间尿频，排尿困难，或发生急性尿潴留时，均要考虑前列腺增生症。需作全面检查。根据年龄、病史、症状、直肠指诊、B超、尿流率、尿动力学测定等即可明确诊断。而膀胱镜、CT扫描、MRI等检查则只限于鉴别诊断的应用。

2）一般检查：前列腺增生患者常合并其他慢性疾病，如心脑血管疾病、肺气肿及糖尿病等，应引起重视并进行详细体格检查。体检时注意下腹部有无膨胀的膀胱，注意有无包茎和尿道口狭窄，附睾有无肿大及压痛，有无疝、痔、脱肛等病变。

3）直肠指检：是简单的诊断方法，但对于中叶增生为主的病人，直肠指检不能确定，一般可触及前列腺横径及纵径的增大，腺体凸起和腺体质地中等，有弹性，也是鉴别前列腺癌要点之一，一般有能触及结节性改变，中央沟可变浅或消失。

4）B型超声波检查：扫描B超在前列腺检查上有以下三种方式。

①经腹B超：可测出前列腺左右径、上下径和前后径，因前列腺增生厚径增加而近似圆形或椭圆形。经B超同时还可测得残余尿量，前列腺内腺大小及突入膀胱内腺体的大小。残尿量多，突入膀胱内腺体越大，排尿困难症状越重，且易发生急性尿潴留。残余尿量波动较大，影响因素多，若连续测得超过60ml，说明下尿路梗阻严重。

②经直肠B超：经此种检查前列腺大小、形态及内部结构，比腹部B超更仔细，还可通过B超指引，定点穿刺取得活检标本，取得病理诊断资料。

③经尿道B超：这是最准确的检查，但对较大的前列腺增生，难以将探头插入尿道，有一定创伤性，病人难以接受。

5）排泄性尿路造影：可显示肾功能及尿路形态改变，判断有无肾积水及前列腺增生后产生颈抬高和造影剂在膀胱内充盈缺损形态，以及神经源性膀胱的可能。

6）膀胱镜检查：可直接窥见前列腺增生部位，如中叶增生可突入膀胱使膀胱颈抬高，侧叶增生会把前列腺部尿道挤扁延长或膀胱颈部狭窄，同时可观察膀胱继发改变，如输尿管，也可发现有或无膀胱结石或并发肿瘤等。

7）CT 及 MRI：此类检查其价值并不比 B 超检查有更多的优点，但对鉴别诊断提供较明确依据。

8）尿动力学检查：其中尿流率的测定可以了解膀胱尿道功能受损程度的量化指标，其中包括下列重要参数：①最大尿流率：正常男性，$20 \sim 25ml/s$，女性，$25 \sim 30ml/s$。②平均尿流率：正常 $10 \sim 15ml/s$。③排尿时间：正常 $<20s$。④尿流时间：正常男性 $<20s$。⑤尿量：正常 $\geq 200ml$。⑥相对排尿阻力：正常值，49 岁以下者 ≤ 1.6，50 岁以上 ≤ 2.2，大于此数为前列腺增生引起的下尿路梗阻。

9）血清前列腺特异抗原（PSA）：测定：在前列腺体积较大，有结节或较硬时，应测定血清 PSA，以排除合并前列腺癌的可能性。

26.2　新九针技术在前列腺增生症中的应用

选取针具　长针、火针、毫针

操作规程　长针"秩边透水道"针法，用 150mm 长针刺，令针感达会阴及尿道，睾丸，有麻窜感为佳，进针时轻捻缓进，行小幅度高频率捻转泻法。细火针深疾刺次髎、会阳、中极。毫针针刺肾俞、膀胱俞、次髎、中极、水道、三阴交，平补平泻，留针。

随证加减　湿热蕴结型加曲池、阴陵泉、行间，毫针针刺，泻法，留针。肝郁气滞型加太冲、肝俞，毫针针刺，泻法，留针。肾阳虚衰型加命门、气海，毫针加灸。肾阴亏虚型加太溪、复溜，毫针针刺，补法，留针。瘀阻水道型加膈俞、血海，毫针针刺，平补平泻，留针。

操作间隔　长针、毫针每天 1 次，10 次 1 个疗程。火针 1 周 2 次，3 次 1 个疗程。

主治　良性前列腺增生症。

26.3　注意事项

1）"秩边透水道"疗法治疗前列腺疾病，疗效与年龄及发病时间长短有密切关系，年龄轻，体质好，发病时间短，正气未衰效果好。细菌性或急性发作者宜配合抗生素治疗。

2）取穴、针向准确是"秩边透水道"疗法取效的前提。此法之"秩边穴"定位不同于传统针灸腧穴定位，而是建立在现代解剖基础上，进针点位于髂后上棘内缘与股骨大转子内缘连线的上 2/5 与下 3/5 交界处。即传统"秩边穴"外上 1 寸部位。病人俯卧位，沿病人躯体的水平面、针身与躯干矢状面成 20°夹角进针，方向指向水道穴，针刺深度的控制以患者出现盆腔内热、胀、松快感等感觉为准。

3）若患者前列腺增生严重，反复发病，且症状严重，小便点滴不出，建议行微创手术治疗以彻底解决患者痛苦。

27 尿路感染

27.1 概述

27.1.1 概念

尿路感染是致病细菌,特别是来自肠道的革兰氏阴性杆菌如大肠杆菌在尿路繁殖。引起下尿道、膀胱、输尿管、肾盂和肾实质感染所致的疾病。其发病率仅次于上呼吸道感染,致病菌侵入途径,主要为上行性感染以及血源性感染及淋巴管感染,临床上以膀胱炎和肾盂肾炎为多见,女性发病率较高。

中医学将其列为"淋病"的范畴。

27.1.2 病因病机

(1) 中医病因病机

认为感受外邪,湿热蕴于下焦、膀胱气化失常为发病的主要原因。病变部位在肾与膀胱,病程早期为实证,疾病日久不愈,肾阴或肾阳亏虚,则可出现虚实夹杂或肾精衰败之虚损之证。

(2) 西医病因病机

任何致病菌均可引起泌尿道感染,其中以大肠杆菌最多见。已被证实的细菌侵入尿道的途径主要有以下两条:上行感染,在机体抵抗力降低时,细菌经尿道、膀胱、输尿管至肾盂和肾间质导致感染;另一路径为血行感染,败血症以及各种病灶引起菌血症时,细菌首先经血流侵犯肾皮质,然后到达肾盂产生感染。一般来说,患有尿路梗阻、泌尿系统畸形或功能异常、尿道插管器械检查以及机体抵抗力下降时,即可导致泌尿系统的感染。感染的主要部位有肾盂、肾间质、肾实质、输尿管、膀胱以及尿道,不同部位可见有不同的病理变化。

27.1.3 临床表现

急性肾盂肾炎的主要表现是高热、寒战、头痛,短期内出现尿频、尿急、尿痛,感染严重时可见尿血。腰痛,肾区叩击痛,疼痛沿输尿管向下腹部放射。如治疗不及时可引起慢性肾盂肾炎,出现持续低热、腰酸、倦怠、浮肿、蛋白尿、高血压,反复出现尿频、尿急、尿痛及尿混浊。

急性膀胱炎的症状，少腹胀痛，膀胱区有压痛，以及尿频、尿痛、脓尿、血尿等症。尿道炎主要表现尿痛、尿频、尿急现象，耻骨上区及会阴部有疼痛，尿道口红肿，边缘外翻，尿道分泌物较多，如尿道炎造成尿道狭窄，还可导致排尿困难。

27.1.4　临床诊断

（1）中医诊断

本病以尿频、尿急、尿痛为主症。

1）热淋：小便频急，灼热刺痛，尿色黄赤，小腹拘急胀痛，或有恶寒发热，口苦呕恶，苔黄腻，脉滑数。

2）石淋：小便艰涩，尿中时夹砂石，或排尿时突然中断，尿道窘迫疼痛，少腹拘急，或腰腹绞痛难忍，尿中带血。

3）气淋：小便涩滞，淋沥不畅，少腹满痛，苔薄白，脉沉弦。

4）血淋：小便热涩刺痛，尿色深红，或夹有血块，伴发热，心烦口渴，大便秘结，苔黄腻，脉滑数，苔薄白，脉弦或涩。

5）膏淋：湿热下注，小便浑浊如米泔水，置之沉淀如絮状，上有浮油如脂，或夹有凝块，或混有血液，尿道热涩疼痛，舌红、苔黄腻，脉濡数。

6）劳淋：小便赤涩不甚，但淋沥不已，时作时止，遇劳即发，腰膝酸软，神疲乏力，舌淡，脉虚弱。

（2）西医诊断

1）急性肾盂肾炎：根据全身及局部症状和体征，血、尿常规白细胞增多，尿细菌培养阳性等可确诊。

2）慢性肾盂肾炎：反复发作史，尿检白细胞增多，尿浓缩功能下降，尿细胞培养阳性，影像学检查有一侧肾脏缩小，肾盂性状异常等可确诊。

3）急性膀胱炎：尿路刺激征及尿白细胞增多，尿白细胞培养阳性即可确诊。

27.2　新九针技术在尿路感染中的应用

技术一

选取针具　梅花针、长针、锋钩针、毫针

操作规程　梅花针中度手法叩刺背部 T 7 以下夹脊穴、督脉、膀胱经穴、八髎，脐下任脉、肾经。长针"秩边透水道"针法，捻转补泻，针感向前传到小腹部及尿道。锋钩针钩刺八髎穴，每穴刺 0.5～0.8 寸，钩割 3～5 下。毫针针刺肾俞、膀胱俞、水道、中极、三阴交、水泉，平补平泻，留针。

随证加减 热淋加外关、合谷、曲池，毫针泻法，留针。石淋加委阳、然谷，毫针泻法，留针。气淋加太冲，毫针泻法，留针。血淋加血海、地机，毫针泻法，留针。

操作间隔 梅花针、长针、毫针每天1次，5次1个疗程。锋钩针1周1~2次，3次1个疗程。

主治 急性泌尿系感染。

技术二

选取针具 梅花针、长针、火针、毫针

操作规程 梅花针中度手法叩刺背部T7以下夹脊穴、督脉、膀胱经穴、八髎，脐下任脉、肾经、胃经、脾经。长针"秩边透水道"针法，捻转补泻，针感向前传到小腹部及尿道。细火针疾刺会阴穴两侧，刺入1寸深，每穴刺1~2针。深疾刺肾俞、膀胱俞、中极、石门。毫针针刺中极、肾俞、膀胱俞、水道、三阴交、水泉，补法，留针。

随证加减 膏淋加气海、阴陵泉，毫针加灸，留针。劳淋加关元、百会、气海，艾灸，10壮。

操作间隔 梅花针、长针、毫针每天一次，10次1个疗程。火针1周2次，5次1个疗程。

主治 慢性泌尿系感染。

27.3 注意事项

1）急性肾盂肾炎初期，急性泌尿系感染和慢性肾盂肾炎急性发作可据证参考热淋、血淋论治；慢性肾盂肾炎、慢性泌尿系感染与劳淋更相近似；而急、慢性的某些病例常有不同程度的气淋表现；泌尿系结石属砂淋、石淋；乳糜尿属膏淋和尿浊范畴，本节所述之膏淋主要指泌尿系炎症和前列腺炎所致之尿如乳糜膏脂症。

2）针灸疗法对急性尿路刺激症状的改善作用较为明显，针灸治疗易于收效，针刺急性肾盂肾炎，不仅使临床症状迅速消失，而且可使小便细菌培养部分转阴。但在慢性感染阶段，单用针灸疗法则较难控制炎症，常需调治半年左右，单纯针灸治疗可能难有作为，一般多采用综合措施，并配合西药治疗，以巩固疗效，减少急性发作。

3）慢性泌尿系感染患者骶髂关节多有错位，宜用手法矫正。

下 肢 疾 病

28　梨状肌综合征

28.1　概述

28.1.1　概念

梨状肌综合征是引起急慢性坐骨神经痛的常见疾病。一般认为，腓总神经高位分支，自梨状肌肌束间穿出或坐骨神经从梨状肌肌腹中穿出。当梨状肌受到损伤，发生充血、水肿、痉挛、粘连和挛缩时，该肌间隙或该肌上、下孔变狭窄，挤压其间穿出的神经、血管，而出现的一系列的临床症状和体征，称为梨状肌损伤综合征。

中医学认为本病属于"痹症"、"腿痛"、"下肢痹症"等范畴。

28.1.2　病因病机

(1) 中医病因病机

中医认为外伤、慢性劳损等导致筋脉受损，气滞血瘀；或受风寒邪气，阻滞筋脉，不通则痛；肝肾不足，筋骨失养，筋脉受损而致本病。

(2) 西医病因病机

多由于大腿内旋，下蹲突然站立，或腰部前屈伸直时，一旦发生旋转，使梨状肌受到过度牵拉而致损伤。亦可见于髋部扭闪时，髋关节急剧外旋，梨状肌猛烈收缩，亦可引起该肌损伤。部分病例仅有过劳或夜间受凉，而产生臀疼痛。小腿外侧及后侧麻木。抽痛，或腓总神经麻痹等症状和体征，此种情况可能与坐骨神经和梨状肌损伤变异有关。

28.1.3　临床表现

下肢疼痛是本病的主要表现，以臀部为主，并可向下肢放射，严重时不能行走或行走一段距离后，疼痛剧烈，需休息片刻后才能继续行走。患者可感觉疼痛位置较深，放射时主要向同侧下肢的后面或后外侧，有的还会伴有小腿外侧麻木、会阴部不适等。疼痛严重的可诉说臀部呈现"刀割样"或"灼烧样"的疼痛，双腿屈曲困难，双膝跪卧，夜间睡眠困难。

28.1.4　临床诊断

(1) 中医诊断

1）气滞血瘀型：臀痛如锥，拒按，疼痛可沿大腿后侧向足部放射，痛处固定，动则加重，夜不能眠。舌暗红苔黄，脉弦。

2）风寒湿阻型：臀腿疼痛，屈伸受限。偏寒者得寒痛增，肢体发凉，畏冷。舌淡苔薄腻，脉沉紧。

3）湿热蕴蒸型：臀腿灼痛，腿软无力，关节重着，口渴不欲饮，尿黄赤。舌质红，苔黄腻，脉滑数。

4）肝肾亏虚型：臀部酸痛，腿膝乏力，劳累更甚，卧则减轻。偏阳虚者面色无华，手足不温。舌质淡，脉沉细。偏阴虚者面色潮红，手足心热。舌质红，脉弦细数。

(2) 西医诊断

1）症状：臀部酸、胀、疼痛并沿坐骨神经走行方向放射引起大腿后面、小腿外侧疼痛，会阴部抽痛，小腿外侧和足趾麻木。严重者疼可呈刀割样、跳动性剧痛，影响睡眠，翻身困难，生活难以自理。多数患者有间歇性跛行，自觉患腿短缩。腹压增加时疼痛无明显加重。

2）体征：强迫体位，走路跛行。腰部一般无阳性发现。臀部可触及梨状肌紧张、明显的压痛，可向足背放射。直腿抬高试验阳性及其加强试验阳性，抬高超过60°时疼痛又可减轻。

3）其他：结合病史、症状、体征，无腰痛、压痛在坐骨大孔的梨状肌处诊断本病。但应排除外根性坐骨神经痛、腰扭伤、骶髂关节病变等。

28.2　新九针技术在梨状肌综合征中的应用

选取针具　员利针、毫针、火针

操作规程　4～6寸员利针患侧代秩边鸡爪刺，代秩边及其上、左、右各1寸，垂直深刺，针尖方向朝深处，抵触梨状肌周围，并轻轻弹拨几下。针感沿病痛放射方向至足趾，留针，针后拔罐10分钟。毫针针刺肾俞、腰阳关、环跳、殷门、阳陵泉、悬钟、昆仑，泻法，留针。细火针深疾刺，取穴同毫针，与毫针交替进行。

随证加减 气滞血瘀型加肝俞、膈俞、血海、太冲，毫针泻法，留针。风寒湿阻型加大肠俞、关元俞，温针灸。湿热蕴蒸型加大肠俞、承山、阴陵泉，毫针泻法，留针。肝肾亏虚型加肝俞、关元俞、太溪，毫针补法，留针。

操作间隔 员利针隔日 1 次，3 次 1 个疗程。毫针每天 1 次，5 次 1 个疗程。火针 1 周 2 次，3 次 1 个疗程。

主治 梨状肌综合征。

28.3 注意事项

1）根据坐骨神经与梨状肌的解剖关系特点，治疗应及时，勿使其产生血肿而粘连，造成慢性反复疼痛，故而针刺时务必深刺至梨状肌周围，达到消肿、消炎、疏通经络的目的。配合火罐促进血液循环，加速炎症，水肿吸收，损伤严重者由于水肿瘀血压迫神经使疼痛反射到下肢，故而循经取穴，取环跳、委中、悬钟、殷门、承山等。

2）治疗期间应嘱病人注意卧床休息，局部保暖，减少机械性刺激。

3）本病新九针治疗效佳，一般可治愈。如反复发病则需进一步检查诊断，考虑腰椎间盘突出症的可能。

4）本病与骶髂关节损伤关系密切，发病、治疗互为因果。

29 股外侧皮神经炎

29.1 概述

29.1.1 概念

股外侧皮神经炎又名"感觉异常性股痛",是由于股外侧皮神经受损而产生的大腿前外侧皮肤感觉异常及疼痛的综合征,是皮神经炎中最常见的一种。股外侧皮神经为感觉神经,通过腹股沟韧带的下方穿出,浅行于大腿前外侧。一般为慢性或亚急性发病,多见于青壮年。

本病属于中医学"皮痹"的范畴。

29.1.2 病因病机

(1) 中医病因病机

本病可归属中医学的肌肉痹证范畴,《针灸甲乙经》中有"髀痹引膝股外廉痛,不仁"的记载,颇似对股外侧皮神经炎临床表现的描述。中医学认为本病的病机为外感风寒湿邪,致营卫不和;或外伤、受压等因素导致经络阻滞,不通则痛;肌肤失养则麻木不仁。

(2) 西医病因病机

股外侧皮神经系由第 2 ~ 3 腰神经发出,通过腰大肌外侧缘,斜过髂肌,沿骨盆经腹股沟韧带之深面,在髂前上棘以下 10cm 处穿出阔筋膜至股部皮肤。在该神经行程中,如果由于受压、外伤或感染等某种原因影响到股外侧皮神经时,即可能发生本病。如脊椎畸形、肥大性脊椎炎、脊椎裂、腰椎骶化、椎间盘突出、腰肌炎、盆腔炎、神经梅毒、阑尾炎、妊娠、负重劳动、盆腔肿瘤、酒精中毒、腹股沟疝及带状疱疹后遗症,寒冷及潮湿等。

29.1.3 临床表现

为股前外侧(尤其是股外侧下 2/3)出现皮肤感觉障碍。该处出现麻木、蚁走感、刺痛、烧灼感、发凉、出汗减少及深重感等症状,但以麻木最为多见,并常为最初出现的症状。在体力劳动后,站立或行路过久时,症状可加剧,在休息后症状可缓解。客观检查时可有程度不等的浅感觉减退或缺失,主要是痛、温、触觉减退或消失，而压觉存在。该部皮色正常，皮肤可呈轻度菲薄，稍干燥，毫毛减少，但无肌萎缩及运动障碍。本病通常是单侧性，少数双侧发病。

29.1.4 临床诊断

(1) 中医诊断

风湿痹阻型：起病前有明显的股部受寒或坐卧湿地史，症见股外侧皮肤灼热、刺痛或蚁走感，局部皮色不变，也不影响运动功能，舌淡红，苔白腻，脉弦缓。

外伤血瘀型：多有外伤史，或股部手术创伤史，症见股外侧肌肤麻木，有蚁走感，局部疼痛或感觉缺损等，也可有肿胀和压痛，舌暗红，有瘀斑，苔薄白，脉弦涩。

气血两虚型：多为素体虚弱或久病不愈患者，症见股外侧皮肤麻木，蚁走感，痛温感与触觉迟钝或缺失，行走或站立时加重，或伴头晕、心悸、神疲困倦，腰膝酸软，舌淡苔白，脉细弱。

(2) 西医诊断

股外侧皮神经炎的诊断并不困难，主要是根据症状诊断。该病以中年男性为多见，发病过程缓慢渐进，病人自觉大腿前外侧皮肤呈针刺样疼痛，同时伴有异常感觉，如蚁走感、烧灼感、寒凉感、麻木感等。开始发病时疼痛呈间断性，逐渐变为持续性，有时疼痛可十分剧烈。衣服摩擦、动作用力、站立或行走时间过长都可使感觉异常加重。查体时大腿前外侧皮肤的感觉、痛觉和温度觉减退甚至消失，有的伴有皮肤萎缩，但肌肉无萎缩，腱反射正常存在，也无运动障碍。患处组胺试验及毛果芸香碱出汗试验皆正常。慢性病程，症状时轻时重，常数月至多年不愈。

29.2 新九针技术在股外侧皮神经炎中的应用

技术一

选取针具 梅花针、毫针

操作规程 梅花针重度手法叩刺病变股外侧皮神经分布区至出血，加游走罐。毫针针刺肾俞、大肠俞、髀关、膝阳关，重提插，留针。病变局部围刺，斜向患区中心浅刺，温针灸。

随证加减 风湿痹阻型加阴陵泉、风市，毫针平补平泻，留针。外伤血瘀型加血海、阿是穴，毫针泻法，留针，拔罐。气血两虚型加腰阳关、梁丘、足三里，毫针补法，留针。

操作间隔 梅花针1周1次，1次1个疗程。毫针每天1次，5次1个疗程。
主治 股外侧皮神经炎。

技术二

选取针具 火针、毫针
操作规程 细火针浅疾刺病变股外侧皮神经分布区，每穴间隔1寸左右，针后拔罐。毫针针刺肾俞、大肠俞、髀关、膝阳关，重提插，留针。
随证加减 同技术一。
操作间隔 火针1周2次，2次1个疗程。毫针每天1次，5次1个疗程。
主治 股外侧皮神经炎。

技术三

选取针具 锋钩针、毫针
操作规程 锋钩针钩刺髂前下棘内下方约1cm处压痛点，3~5下，针后拔罐。梅花针重度手法叩刺病变股外侧皮神经分布区至出血，加游走罐。毫针针刺肾俞、大肠俞、髀关、膝阳关，重提插，留针。病变局部围刺，斜向患区中心浅刺，针后游走罐。
随证加减 同技术一。
操作间隔 锋钩针1周1次，1次1个疗程。毫针每天1次，5次1个疗程，游走罐1周1次。
主治 股外侧皮神经炎。

29.3 注意事项

1）本病的治疗应针对原发病及早治疗，尤其是腹股沟韧带处有诱发激发点者，局部封闭效果较好。

2）本病为皮神经炎，病位较浅，所以针刺治疗时，宜多针浅刺。

3）锋钩针散刺法应注意针刺深度应以浅刺为法，过深恐造成不必要的副损伤。

30 膝关节骨性关节炎

30.1 概述

30.1.1 概念

膝关节骨性关节炎是指由于膝关节软骨变性、骨质增生而引起的一种慢性骨关节疾患，又称为膝关节增生性关节炎、退行性关节炎及骨性关节病等。本病多发生于中老年人，也可发生青年人；可单侧发病，也可双侧发病。

本病属中医学"膝痛"、"痹证"、"骨痹"等的范畴。

30.1.2 病因病机

(1) 中医病因病机

中医学认为，本病是由于患膝过度负重，或局部损伤，或久居寒冷潮湿之地，风寒湿热等邪气闭阻膝部经络，气血津液瘀滞不行，筋骨失于温煦濡养，导致膝部筋骨、关节、肌肉发生疼痛、重着、僵硬，甚至出现膝软、肌萎等症状。

(2) 西医病因病机

膝骨性关节炎的病因目前尚不清楚，可能与慢性劳损、肥胖、骨密度降低、外伤和力的承受、遗传因素、营养因素等相关。

病机与病理主要有三方面：

1）生物力学改变，也就是说当发生膝内、外翻畸形，则负重力线内移或外移，使关节面有效负重面积减少，关节单位面积内的骨小梁压力增高，发生骨小梁的微小骨折，而发生骨质塌陷，继而形成软骨下骨质硬化，从而影响了对软骨的营养作用，使软骨缺少滑液的润滑与营养，易于磨损，而发生退变。而软骨破坏区周围出现了骨赘增生，这种代偿性修复可以增加负重面积，降低单位面积的承受压力。骨赘增生主要由于破坏软骨区下的血管增生，软骨下骨微小骨折愈合及骨内静脉瘀血和骨压力增高所致。

2）软骨损伤后引起的自身免疫反应，也就是说，骨性关节炎患者多见反复性滑膜炎，症见关节突然性肿胀，而滑膜液中常见单核细胞、免疫球蛋白和补体增多，而软骨下的骨髓腔也常见浆细胞和淋巴细胞，可见骨性关节炎的发生与免疫反应关系密切相关。

3）关节软骨受到各种原因的损伤后，会使软骨细胞、蛋白多糖及胶原蛋白的抗原决定簇暴露，有可能成为自身抗原而诱发免疫反应，从而造成软骨继发性损伤。

30.1.3 临床表现

1）发病缓慢，多见于中老年肥胖女性，往往有劳累史。

2）膝关节活动时疼痛加重，其特点是初起疼痛为阵发性，后为持续性，劳累及夜间更甚，上下楼梯疼痛明显。

3）膝关节活动受限，甚则跛行。极少数患者可出现交锁现象或膝关节积液。

4）关节活动时可有弹响、摩擦音，部分患者关节肿胀，日久可见关节畸形。

5）膝关节痛是本病患者就医常见的主诉。其早期症状为上下楼梯时的疼痛，尤其是下楼时为甚，呈单侧或双侧交替出现，关节肿大，多因骨性肥大造成，也可出现关节腔积液。出现滑膜肥厚的很少见。严重者出现膝内翻畸形。

30.1.4 临床诊断

（1）中医诊断

1）气滞血瘀型：膝痛日久，反复发作，缠绵难愈，或痛而剧烈，或麻而不仁，或不痛而麻，或伴手足无力，肢体偏废，舌质淡黯，或有瘀斑，苔白腻，脉细滑或涩。

2）寒湿痹阻型：膝部肿胀，膝关节内有积液，膝部酸痛沉着，活动不便，疼痛缠绵，阴雨天气加重，舌质淡红苔薄白腻，脉濡缓。

3）湿热蕴结型：膝痛，红肿，觉热感，得冷则舒，得温则痛，痛不可近，关节活动不能，小便黄赤，舌红苔黄腻，脉滑数。

4）肝肾亏虚型：膝部酸痛反复发作，无力，关节变形，伴有耳鸣，潮热，入夜蒸蒸而热，腰酸，盗汗，夜来多梦，色干红，苔少或薄，脉细数。

5）脾肾阳虚型：膝关节肿痛，遇寒则发，劳累加剧，形体浮胖，面色苍白，喜暖怕冷，四肢乏力，小便清长，食少便溏，色淡苔白润，脉沉细弱。

（2）西医诊断

参照中华医学会骨科学分会《骨关节诊治指南》（2007 年版）。

1）临床表现：膝关节的疼痛及压痛、关节僵硬、关节肿大、骨摩擦音（感）、关节无力、活动障碍。

2）影像学检查

X 线检查：骨关节炎的 X 线特点表现为非对称性关节间隙变窄，软骨下骨硬化和囊性变，关节边缘骨质增生和骨赘形成；关节内游离体，关节变形及半脱位。

3）实验室检查：血常规、蛋白电泳、免疫复合物及血清补体等指征一般在正常范围。伴有滑膜炎者可见 C 反应蛋白及血沉轻度升高，类风湿因子及抗核抗体阴性。

4）具体诊断标准

①近 1 个月内反复膝关节疼痛；

②X 线片（站立或负重位）示关节间隙变窄、软骨下骨硬化和（或）囊性变、关节缘骨赘形成；

③关节液（至少 2 次）清亮、黏稠，WBC<2000 个/ml；

④中老年患者（≥40 岁）；

⑤晨僵≤3 分钟；

⑥活动时有骨擦音（感）。

综合临床、实验室及 X 线检查，符合①+②条或①+③+⑤+⑥条或①+④+⑤+⑥条，可诊断膝关节骨性关节炎。

5）骨性关节炎的分级

根据 Kellgren-Lawrence 的放射学诊断标准，骨性关节炎分为五级：

0 级：正常。

Ⅰ级：关节间隙可疑变窄，可能有骨赘。

Ⅱ级：有明显的骨赘，关节间隙轻度变窄。

Ⅲ级：中等量骨赘，关节间隙变窄较明确，软骨下骨质轻度硬化改变，范围较小。

Ⅳ级：大量骨赘形成，可波及软骨面，关节间隙明显变窄，硬化改变极为明显，关节肥大及明显畸形。

30.2　新九针技术在膝关节骨性关节炎中的应用

技术一

选取针具　火针、毫针

操作规程　细火针深疾刺梁丘、鹤顶、犊鼻、内膝眼、阳陵泉、膝阳关、足三里、委中、阿是穴。毫针取穴同火针，温针灸，与火针交替使用。

操作间隔　火针 1 周 2～3 次，5 次 1 个疗程。毫针每天 1 次，10 次 1 个疗程。

随证加减　气滞血瘀型加血海、膈俞、太冲，毫针泻法，留针。寒湿痹阻型加风市、阴陵泉，毫针平补平泻，留针。肝肾亏虚型加肝俞、肾俞、太溪、三阴交，毫针补法，留针。湿热蕴结型加大椎、曲池，毫针泻法，留针。脾肾阳虚型加关元、气海、脾俞、肾俞，温针灸。

主治 膝关节骨性关节炎Ⅰ级、Ⅱ级。

技术二

选取针具 锋钩针、员利针、三棱针、毫针

操作规程 锋钩针阿是穴钩割，每穴3~5下。员利针祁氏三通法，针刺大肠俞、代秩边为一通，针感要求放射到脚，此为上下通；膝阳关透曲泉，阳陵泉透阴陵泉为二通，从阳经至阴经，此为左右通；针刺膝中为三通，向膝关节腔后方刺入1.5~2寸，此为前后通。三棱针刺委中或腘静脉放血，腘窝上方扎止血带，用三棱针缓刺入腘窝静脉最明显处，放血至其流自止或血色由暗变红。毫针取梁丘、鹤顶、犊鼻、内膝眼、膝中、阳陵泉、阿是穴温针，合谷、太冲开四关。

随证加减 同技术一。

操作间隔 锋钩针、三棱针每周1次，3次1个疗程。员利针隔日1次，5次1个疗程。毫针每天1次，10次1个疗程。

主治 膝关节骨性关节炎Ⅲ级、Ⅳ级。

30.3 注意事项

1）锋钩针阿是穴多以膝关节内外侧副韧带、髌韧带、股四头肌附着点等痛点为穴，临证如能熟悉掌握膝关节局部解剖，则取穴更准确，疗效更佳。

2）治疗膝关节骨性关节炎，方法虽多，但奏效缓慢，疗程较长。治疗后即使疼痛消失，但留下膝关节活动范围受限的弊病，患者仍感到不乐观。故而治疗时应医患结合、医疗体育结合。除嘱咐患者患膝适当休息，避免过度负重、过累、着凉、受潮；避免久坐、久立，定时活动膝关节；肥胖者减肥；症状严重者可在健侧使用手杖，以减轻受累关节的负重。还可理疗以解除疼痛和肌肉痉挛。此外，适度功能锻炼十分重要，患者应有毅力、有信心、坚持自身治疗。开始以主动不负重的活动为主，肌肉的收缩和放松一种静力活动。关节不负重的伸屈活动，床上练习直腿抬高，次数愈多愈好。根据骨性关节炎不同病理病期变化的特点，运动对病程及预后可产生截然不同的结果。

3）本病日久多有瘀血阻滞，故而以腘窝放血疗法祛瘀通络止痛。引起膝痛的主要原因是髌骨内高压和静脉回流受阻。而膝关节之静脉都汇合于腘静脉，故在此放血有助于静脉回流，以减低骨内压。

31 踝关节扭伤

31.1 概述

31.1.1 概念

因各种外伤引起足的过度内翻或外翻而致踝关节周围韧带损伤者称为踝关节扭伤，临床上一般分为内翻扭伤和外翻扭伤两大类，其中内翻扭伤多见。可发生于任何年龄，以青壮年居多。主要表现为伤后踝部即觉疼痛，跛行或不能着地步行，伤处肿胀、压痛，甚至出现瘀斑。

急性踝关节扭伤若治疗不及时，伤后养护不当，则有可能出现后遗疼痛，包括足痛（跗骨窦内软组织的损伤）和踝痛（距骨受压综合征）。临床以前者多见。跗骨窦内软组织的损伤表现为长期足外侧痛。如果软组织的损伤病变引起自主神经功能紊乱，则可能引起足及小腿感觉异常，发凉、发紧、沉困、乏力和不自主地发抖。

31.1.2 病因病机

(1) 中医病因病机

中医学认为，本病多因踝部用力过度，跌扑闪挫导致局部气滞血瘀，不通则痛，不通则水液、血液留滞，而成肿胀。日久则局部经脉失于濡养，疼痛不适，劳累加重。

(2) 西医病因病机

急性损伤多因踝关节受到暴力如过度扭转，侧弯而致踝关节周围软组织挫伤，关节囊及韧带撕裂损伤。踝关节损伤后遗痛则因急性损伤治疗未愈，日久迁延，致使踝关节周围软组织陈旧性损伤，反复发病。

31.1.3 临床表现

急性踝关节损伤多有典型的外伤史，以足内翻所致的踝关节外侧韧带扭伤常见，局部压痛、肿胀、重者行走艰难，需经他人搀扶方可行走，长蹬空、跛行，足内翻、跖屈时疼痛加重，X 线片可除外骨折。此外常有外踝前下方隆起的现象，为距骨错骨缝之表现。

踝关节损伤后遗痛则为损伤 2 月以上，踝关节周围酸痛不适，伴或不伴局部肿胀，久站久行加重，或反复发生踝关节扭伤。

31.1.4　临床诊断

(1) 中医诊断

1）气滞血瘀型：受伤后踝部立即出现肿胀疼痛，不能走路或尚可勉强走路，伤后二三日出现瘀斑。内翻扭伤时，在外踝前下方肿胀。压痛明显，若将足部作内翻动作时，则外踝前下方出现剧痛；外翻扭伤时，在内踝前下方肿胀、压痛明显，若将足部作外翻动作时，则内踝前下方发生剧痛。舌淡，苔薄白，脉弦涩。

2）气虚血瘀型：急性踝关节损伤迁延不愈，踝关节周围酸痛不适，伴或不伴局部肿胀，久站久行加重，或踝关节乏力，反复发生扭伤。舌淡，苔薄白，脉细涩。

(2) 西医诊断

1）急性踝关节扭伤：有明确踝关节外伤史。踝关节肿胀疼痛，活动受限。损伤部位压痛明显。X 线片检查阴性。

2）踝关节扭伤后遗痛：踝部有扭伤或劳损史。外踝前下方凹陷处酸痛不适，无力，或明显疼痛，可向足趾放射，呈间歇性发作。行走、内翻时加重，偶有跛行。症状时轻时重，反复发作，经久不愈。劳累及受凉后加重。外踝尖下压痛，局部偶有水肿，足内翻位时疼痛明显。X 线片阴性，或跟距关节骨性关节炎，或强迫内、外翻位，偶有半脱位表现。

31.2　新九针技术在踝关节扭伤中的应用

技术一

选取针具　火针
操作规程　足内翻扭伤细火针深疾刺患侧丘墟穴，足外翻扭伤细火针浅疾刺患侧照海穴，浅疾刺患侧踝关节周围阿是穴。
操作间隔　火针 1 周 2 次，3 次 1 个疗程。
主治　急性踝关节扭伤。

技术二

选取针具　火针、毫针
操作规程　细火针深疾刺患侧丘墟穴，浅疾刺患侧昆仑、解溪、申脉、照海、太溪。毫针温针灸，取穴同火针，交替进行。

操作间隔 毫针每天1次，5次1个疗程。火针1周2~3次，3次1个疗程。

主治 踝关节损伤后遗痛。

31.3 注意事项

1）急性踝关节扭伤一定要进行影像学等检查，排除骨折与韧带断裂，如有上述情况则需到骨科就诊。

2）火针治疗急性踝关节扭伤应越早越好，越早解除踝关节周围软组织的水肿渗出，就越不容易引发后遗痛。

3）急性踝关节扭伤治疗需配合局部制动，可以用护踝固定，1月内避免局部受力。

4）踝关节扭伤后遗痛治疗时，应配合踝关节周围韧带的功能锻炼，增强踝关节稳定性，并以护踝保护，以减少扭伤反复出现。

32　足跟痛

32.1　概述

32.1.1　概念

　　足跟痛即跟痛症，是指跟骨下面、后面的疼痛性症状，主要包括跖筋膜炎、跖骨融合、跟下脂肪垫不全、跟管综合征及跟部滑囊炎等疾病。因此，跟痛症不是单独一个疾病，它是指各种足跟疾病所引起单独一种症状，由跟骨本身及其周围软组织疾患所产生，属于中医学"足跟痹"的范畴。

32.1.2　病因病机

(1) 中医病因病机

　　中医学认为，足跟位于人体底部，赖气血的周流不息而不断得到温煦和濡养，如劳累过度、外伤、劳损，导致筋骨气血失和；或外感风寒湿邪，足跟部气血循行不畅，气血阻滞，不通则痛；或肝肾亏虚，无以充骨生髓，筋脉失养，导致本病。

(2) 西医病因病机

　　西医学认为跟痛症的病因很多，但是，目前多认为跟骨内高压和跟骨内静脉瘀滞是引起足跟痛的主要原因，因为跟骨主要由海绵样松质骨构成，髓腔内静脉窦很大，且跟骨位于身体的最低处，长期站立负重，使跟骨内静脉回流障碍，瘀血或充血，从而产生根骨疼痛症状。

32.1.3　临床表现

　　1) 患者多在中年以上，有急性或慢性足跟部损伤史。站立或走路时足跟及足底疼痛，不敢着地。疼痛可向前扩散到前脚掌，运动及行走后疼痛加重，休息减轻。

　　2) 检查可见足跟部微肿，压痛明显。根据压痛点可以确定病变部位，跖腱膜炎和根骨骨刺压痛点在跟骨结节前方；脂肪垫损伤与跟骨下滑囊炎的压痛点在足跟中部或稍偏内侧。踝背伸抗阻时，部分患者跟底部疼痛加重。

　　3) X 线摄片早期为阴性，晚期可见跟底骨膜增厚或跟骨结节前方骨刺，骨刺与跖腱膜方向一致。也有的患者虽有骨刺形成，但却无临床症状。

32.1.4 临床诊断

(1) 中医诊断

1) 肾气亏虚型：足跟内侧钝痛，行走时疼痛加重，或伴腰膝酸软无力，或耳鸣，舌质淡，舌边有瘀点，苔薄白，脉沉细涩。

2) 气血瘀滞型：足跟部刺痛，痛处固定，晨起足跟着地时疼痛明显，行走后可轻度缓解，再休息后可明显减轻或完全缓解，患侧踝关节周围常可见瘀斑，舌质黯或有瘀点，脉弦涩。

3) 寒湿痹阻型：足跟部酸痛，痛处弥漫，休息或足部受凉后疼痛明显，适当活动或足部保暖后可缓解，肢冷，纳差，乏力，舌质淡胖，苔白腻，脉弦滑。

(2) 西医诊断

1) 跖筋膜炎

症状：中老年多发，起病缓慢。足跟下针刺样疼痛，向前反射，清晨不敢下地行走，活动片刻有所缓解，但走路多疼痛又加重。

体征：扁平足多见，跟骨前内侧区有深在的明显压痛点。如有骨刺，可触及硬性肿物且有压痛。

2) 跟下脂肪垫不全

症状：跟骨脂肪垫功能缺损后，经常感到脚下硌伤而疼痛，疼痛范围较广，急性跟骨下脂肪垫撞击破损时，突然足跟下失去压缩感。

体征：触诊跟骨下空虚感，压痛范围较广。

3) 跟管综合征

症状：夜间和站立时疼痛明显。跖神经损伤时，从踝至足跖和大趾疼痛，胫神经跟内侧支受损，足跟和足跖内侧痛。

体征：足跟内侧区压痛，叩击受损神经远端，其支配区皮肤感觉异常。

4) 跟部滑囊炎

症状：一侧跟腱抵止点疼痛较多见，行走、站立和剧烈活动后疼痛加剧。

体征：跟腱附着处压痛，可触及肿物或有摩擦感。

32.2 新九针技术在足跟痛中的应用

技术一

选取针具 磁圆梅针、毫针
操作规程 磁圆梅针中度手法叩刺足少阴肾经、足太阳膀胱经膝以下循行线，足跟 3 ~ 5 遍，重点叩刺太溪、悬钟、阿是穴，潮红为度。毫针按同经相应取穴法取健侧大陵、小天心（大陵前 5 分）、后溪，并嘱患者走动，以疼痛缓解为度。

随证加减　肾气亏虚型加肾俞、命门、关元、气海，毫针补法，留针，可加灸。气血瘀滞型加膈俞、血海、太冲，毫针泻法，留针。寒湿痹阻型加阴陵泉、足三里，毫针平补平泻，留针。

操作间隔　磁圆梅针、毫针每天 1 次，5 次 1 个疗程。

主治　足跟痛未见跟骨骨刺。

技术二

选取针具　磁圆梅针、锋钩针

操作规程　磁圆梅针中度手法叩刺足少阴肾经、足太阳膀胱经膝以下循行线，足跟 3 ~ 5 遍，重点叩刺太溪、悬钟、阿是穴，潮红为度。锋钩针取足跟疼痛敏感点。局部麻醉后，钩割推刮 3 ~ 5 下，出针后按压针孔，创可贴贴敷。

随证加减　同技术一。

操作间隔　磁圆梅针每天 1 次，5 次 1 个疗程。锋钩针 1 周 1 次，1 次 1 个疗程。

主治　足跟痛有跟骨骨刺者。

32.3　注意事项

1）肾气亏虚型足跟痛可配合口服六味地黄丸或六味地黄汤加减，疗效更佳。

2）足跟部较敏感，应注意操作方法以患者承受为度，锋钩针治疗时必须先局部麻醉。

全身性疾病

33　中风后遗症

33.1　概述

33.1.1　概念

中风后遗症指中风偏瘫留下的最常见的后果就是病人会产生"三偏"、言语障碍、吞咽障碍、认知障碍、日常活动能力障碍以及大小便障碍。

中风是中老年的常见病、多发病，具有发病率高、死亡率高、致残率高、复发率高特点。近年来，由于诊疗水平的提高，中风的死亡率有所降低，但致残率仍居高不下，约80%的存活者尚有不同程度的功能障碍，即中风后遗症，给患者家庭和社会带来了沉重的负担。因此降低致残率，提高康复速度是目前治疗本病的当务之急。

在现代医学中中风后遗症包括脑出血，脑血栓形成，脑栓塞，脑血管痉挛以及蛛网膜下腔出血等病所造成的组织、器官的缺损或者功能上的障碍。属中医"偏瘫"、"偏枯"、"偏废"等病证范畴。

33.1.2　中风后遗症的病因病机

(1) 中医病因病机

患者中风之后久病体虚，脾胃受损，气血生化不足，五脏六腑，四肢百骸难以受到温煦滋养，正如《医宗必读》所云："阳明者胃也，主纳水谷，化精微以滋养表里，故为五脏六腑之海，而下润宗筋……主束骨而利机关"；"阳明虚则血气少，不能润养宗筋，故弛纵，宗筋纵则带脉不能收引，故足痿不用"。

(2) 西医病因病理

高脂血症可引起动脉粥样硬化，部分心脏病有可能产生附壁血栓，心动过缓则可能引起缺血性中风，而高血压、脑血管先天性异常是蛛网膜下腔出血和脑出血的常见原因，另外代谢病中糖尿病与中风关系最密切。

当发生缺血性和出血性脑血管意外之后，脑组织缺血或受血肿压迫、推移、脑水肿等而使脑组织功能受损。急性期后，偏瘫逐渐成为痉挛性，上肢屈曲、内收；下肢呈直伸，腱反射亢进。影响到由脑神经控制的运动神经系统，就会出现偏瘫、肢体障碍等相应的后遗症；影响到脑神经控制的语言中枢神经，就会导致语言障碍甚至失语等相应神经系统症状。

33.1.3　临床表现

脑中风后遗症临床最主要的表现是不同程度地运动、感觉以及语言障碍。

1）麻木：患侧肢体，尤其是肢体的末端、如手指或脚趾、或偏瘫侧的面颊部皮肤有蚁爬感觉，或有针刺感，或表现为刺激反应迟钝。麻木常与天气变化有关，天气急剧转变、潮湿闷热，或下雨前后，天气寒冷等情况下，麻木感觉尤其明显。

2）中枢性面瘫：一侧眼袋以下的面肌瘫痪。表现为鼻唇沟变浅，口角下垂，露齿。鼓颊和吹哨时，口角歪向健侧，流口水，说话时更为明显。

3）中枢性瘫痪：又称上运动神经元性瘫痪，或称痉挛性瘫痪、硬瘫。是由于大脑皮层运动区椎体细胞及其发出的神经纤维——锥体束受损而产生。由于上运动神经元受损，失去了对下运动神经元的抑制调控作用，使脊髓的反射功能"释放"，产生随意运动减弱或消失，临床上主要表现为肌张力增高，腱反射亢进，出现病理反射，呈痉挛性瘫痪。

4）言语功能障碍：又称失语症，特别是左侧大脑发生了病变，就会影响语言中枢，导致失语。

5）日常活动能力障碍：不能自己洗漱、穿衣、进食等，生活不能自理。

6）吞咽障碍：进食、喝水时容易呛咳，严重的会导致吸入性肺炎、窒息等，甚至会引起呼吸骤停。

7）大便、小便障碍。

33.1.4　临床诊断

(1) 中医诊断

1）气虚血瘀型：肢体软弱，偏身麻木，手足肿胀，面色淡白，气短乏力，心悸自汗，舌黯，苔白腻，脉细涩。

2）阴虚风动型：肢体麻木，心烦失眠，眩晕耳鸣，手足拘挛或蠕动，舌红，苔少，脉细数。

(2) 西医诊断

好发年龄为40岁以上，有中风病史，以半身不遂，口舌歪斜，舌强言謇或不语，偏身麻木为主症。

33.2 新九针技术在中风后遗症中的应用

技术一

选取针具 梅花针、磁圆梅针、长针、锋钩针、火针、毫针

操作规程 梅花针中度手法叩刺头部病灶部位、手足井穴及十二经原穴、络穴，均取双侧，至微出血，头部各经、患侧经穴叩 3 次，健侧经穴叩 1 次。磁圆梅针中度手法叩刺背部督脉、膀胱经，充血为度，叩刺患侧肢体三阳经，重点叩刺肩髃、曲池、合谷、伏兔、足三里、解溪。长针针刺代秩边、髀关透伏兔、足三里透解溪、合阳透承山。语言不利或饮水进食咳呛者，锋钩针钩刺哑门、风府。毫针针刺哑门、风府、风池、人迎、不留针，针刺患侧上肢曲池、手三里、三阳络、养老透通里、合谷或三间透后溪，下肢环跳、足三里、阳陵泉、悬钟、解溪、昆仑、太冲透涌泉，留针，曲池、足三里温针。细火针深疾刺四肢穴位，取穴同毫针，与毫针交替使用。

随证加减 气虚血瘀型加气海、关元、命门温针灸。阴虚风动型加肝俞、肾俞、太溪毫针补法，留针。

随症配穴 ①足内翻：锋钩针泻照海、毫针补申脉。②足外翻：锋钩针泻申脉、毫针补照海。③语言不利：锋钩针钩刺哑门，毫针深刺廉泉，留针。④便秘：支沟、阳陵泉、天枢、上巨虚，毫针火针交替进行；长针针刺代秩边，针感传至小腹或肛门。⑤合并肩周炎：可参照肩周炎论治。⑥五指屈曲难伸：三间透后溪，留针 1 小时以上。⑦肘部拘挛：曲池透少海，留针 1 小时以上。⑧膝部拘挛：膝阳关透曲泉、阳陵泉透阴陵泉，留针。⑨足趾拘挛：太白透束骨，留针。⑩呛水、吞咽困难：毫针深刺完骨 1.5 寸，针尖刺向人迎，不留针。天突、照海，留针。

操作间隔 梅花针、磁圆梅针、长针、毫针每天 1 次，20 次 1 个疗程。锋钩针 1 周 1 次，3 次 1 个疗程。火针 1 周 2 次，5 次 1 个疗程。

主治 中风后遗症。

33.3 注意事项

1）应用新九针技术治疗中风后遗症，梅花针、磁圆梅针、长针、毫针为基本治疗，锋钩针与火针可酌情选用。

2）中风后遗症的治疗必须配合必要的康复训练，疗效更佳。

3）治疗期间，要密切观察患者病情，防止二次中风。

34 风湿性关节炎

34.1 概述

34.1.1 概念

风湿性关节炎是一种常见的反复发作的急性或慢性结缔组织炎症。可反复发作并累及心脏。临床以关节和肌肉游走性酸楚、重着、疼痛为特征。属变态反应性疾病，除关节滑膜的结缔组织出现炎症外，关节腔内还有浆液和纤维蛋白渗出。是风湿热的主要表现之一，多以急性发热及关节疼痛起病。

本病属中医学"痹证"范畴。

34.1.2 病因病机

(1) 中医病因病机

本病与外感风、寒、湿、热等邪及人体正气不足有关。风、寒、湿、热之邪侵入机体，痹阻关节肌肉经络，导致气血痹阻不通，产生本病。正如《素问·痹论》所说："风寒湿三气杂至，合而为痹也"。根据感受邪气的相对轻重，常分为行痹（风痹）、痛痹（寒痹）、着痹（湿痹）；若感受热邪，留注关节，或素体阳盛、阴虚火旺，复感风寒湿邪，邪从热化，可见关节红肿热痛兼发热，为热痹。

(2) 西医病因病机

风湿性关节炎的病因尚未完全明了。根据症状、流行病学及免疫学的资料分析，认为与人体溶血性链球菌感染密切相关，目前注意到病毒感染与本病也有一定关系。

34.1.3 临床表现

典型表现是轻度或中度发热，游走性多关节炎，受累关节多为膝、踝、肩、肘、腕等大关节，常见由一个关节转移至另一个关节，病变局部呈现红、肿、灼热、剧痛，部分病人也有几个关节同时发病。不典型的病人仅有关节疼痛而无其他炎症表现，急性炎症一般于 2~4 周消退，不留后遗症，但常反复发作。若风湿活动影响心脏，则可发生心肌炎，甚至遗留心脏瓣膜病变。

34.1.4　临床诊断

(1) 中医诊断

1）风湿热痹型：高热，咽痛，烦渴，关节红、肿、热及游走性疼痛，皮肤环形红斑。舌红，苔黄，脉滑数。本型常见于急性风湿性关节炎。

2）风寒湿痹型：不发热或低热，关节不温无红，但痛如刀割，遇寒尤剧。面色白，皮下结节。舌淡黯，苔薄白或白腻，脉弦紧。本型常见于慢性风湿性关节炎。

3）风湿痹阻型：关节肿胀，麻木疼痛，或伴关节冷痛。舌苔白腻，脉沉濡。或伴身热不扬，关节热痛，口渴不欲饮，多汗。舌苔黄腻，脉濡数。本型见于慢性风湿性关节炎。

4）邪痹心脉型：关节疼痛微肿，或伴咽痛，胸闷或痛，气短，自汗，或心悸少寐。舌胖，色红或黯红，脉细数或结代。本型见于风湿病累及心脏，出现心脏瓣膜病变者。

(2) 西医诊断

1）起病一般急骤，有咽痛、发热，典型症状是游走性多关节炎，常对称累及膝、髋、肩、腕、肘等大关节，局部呈红、肿、热、痛的炎症表现，但不化脓。部分病人几个关节同时发病，手、足小关节或脊柱关节等也可累及。通常在链球菌感染后 1 个月内发作。急性炎症消退后，关节功能完全恢复。不遗留关节强直和畸形，但常反复发作。

2）外周血白细胞计数升高：多在 $10 \times 10^9/L$ 以上，中性粒细胞比例也明显上升，高达 80% ~ 90%，有的出现核左移现象。

3）血沉和 C-反应蛋白升高：血沉和 C-反应蛋白通常是各种炎症的指标，在风湿性关节炎患者的急性期，血沉可达 90mm/1h 以上；C-反应蛋白也在 30mg/L 以上。急性期过后（约 1 ~ 2 月）渐渐恢复正常。

4）关节液检查

常为渗出液，轻者白细胞计数可接近正常，重者可达 $80 \times 10^9/L$ 以上，多数为中性粒细胞，细菌培养阴性。

5）类风湿因子和抗核抗体均为阴性。

34.2　新九针技术在风湿性关节炎中的应用

选取针具　火针、毫针

操作规程　细火针疾刺病变关节周围穴位，膝关节选梁丘、血海、鹤顶、犊鼻、内膝眼、阳陵泉、阴陵泉、阿是穴；踝关节选丘墟、申脉、昆仑、解溪、照海、太溪、阿是穴；肘关节选曲池、尺泽、曲泽、肘髎、天井、阿是穴；肩关节选肩髃、臂臑、肩髎、肩贞、肩前、阿是穴；髋关节选居髎、五枢、维道、代秩边、阿是穴；腕关节选阳溪、阳池、腕骨、阿是穴。毫针针刺风池、风门、肺俞、合谷、太冲，平补平泻，留针。

随证加减 风湿热痹加三棱针大椎、曲泽、委中、少商刺络放血，大椎、委中加火罐留罐 10 分钟。风寒湿痹型加锋钩针钩刺阿是穴，针后拔罐。风湿痹阻型加脾俞、阴陵泉，毫针平补平泻，留针。邪痹心脉型加气海、关元，温针灸，内关磁圆梅针中度手法叩刺，局部充血。

操作间隔 火针 1 周 2 次，3 次 1 个疗程。毫针每天 1 次，10 次 1 个疗程。锋钩针 1 周 1 次，轻者 1 次即愈，重者 3 次 1 个疗程。三棱针 1 周 2 次，2 次 1 个疗程。磁圆梅针每天 1 次，10 次 1 个疗程。

主治 风湿性关节炎。

34.3 注意事项

1）急性风湿性关节炎，发病前 1～2 周约半数患者有扁桃体炎或咽喉炎等上呼吸道感染，应使用 1 周以上足量的青霉素。

2）慢性风湿性关节炎应配合肌注长效青霉素。

3）慢性病期可辅导患者进行适当锻炼。教会患者若干穴位的自灸、自疗，不仅提高疗效且可改善患者心理状态，有利于康复。

4）急性风湿性关节炎累及心肾或出现全身衰竭、营养不良等严重并发症者，应采用综合治疗方法，不宜单纯应用针灸法。

35 类风湿关节炎

35.1 概述

35.1.1 概念

类风湿关节炎是一种以慢性侵蚀性关节炎为特征的全身性自身免疫病。类风湿关节炎的病变特点为滑膜炎，以及由此造成的关节软骨和骨质破坏，最终导致关节畸形，功能障碍，甚至残废。类风湿关节炎分布于世界各地，在不同人群中的患病率为0.18%~1.07%，其发病具有一定的种族差异，在我国的总患病人数逾500万。类风湿关节炎在各年龄中皆可发病，高峰年龄在30~50岁左右，一般女性发病多于男性。

本病属中医学"痹证"范畴。

35.1.2 病因病机

（1）中医病因病机

本病与外感风、寒、湿、热邪及人体正气不足有关。风、寒、湿、热之邪侵入机体，痹阻关节肌肉经络，导致气血痹阻不通，产生本病。正如《素问·痹论》所说："风寒湿三气杂至，合而为痹也"。根据感受邪气的相对轻重，常分为行痹（风痹）、痛痹（寒痹）、着痹（湿痹）；若感受热邪，留注关节，或素体阳盛、阴虚火旺，复感风寒湿邪，邪从热化，可见关节红肿热痛兼发热，为热痹。

（2）西医病因病机

类风湿关节炎的发病原因尚不明确，一般认为与遗传、环境、感染等因素密切相关。

1）遗传因素：类风湿关节炎患者1级亲属中患病的风险较普通人群高1.5倍。孪生子研究结果显示，与类风湿关节炎相关的各种因素中，遗传因素占50%~60%。

2）感染因素：某些病毒和细菌感染可能作为始动因子，启动携带易感基因的个体发生免疫反应，进而导致类风湿关节炎的发病。与类风湿关节炎发病相关的病原体包括EB病毒、细小病毒B19、流感病毒及结核分枝杆菌等。

3）性激素：类风湿关节炎发病率男女之比为 1：（2~4），提示性激素可能参与发病。另外，女性类风湿关节炎患者在妊娠期内病情可减轻，分娩后 1~3 个月易复发，提示孕激素水平下降或雌激素与孕激素失调可能与类风湿关节炎的发病有关。

4）其他因素：吸烟、寒冷、外伤及精神刺激等因素可能与类风湿关节炎的发生有关。

35.1.3　临床表现

类风湿性关节炎常累及手足小关节，以关节肿痛、活动受限、"晨僵"为特点。大多数呈对称性、游走性多关节炎，伴关节腔内渗液，近端指关节常呈棱形肿胀，最终导致关节僵硬、畸形，症状缓解与反复呈多次交替发作，本病可破坏骨质。实验室检查类风湿因子（RF）阳性占 80%。

35.1.4　临床诊断

(1) 中医诊断

1）行痹：又称之为风痹疼痛游走，痛无定处，时见恶风发热，舌淡、苔薄白，脉浮。

2）痛痹：又称之为寒痹疼痛较剧，痛有定处，遇寒痛增，得热痛减，局部皮色不红，触之不热，苔薄白，脉弦紧。

3）着痹：又称之为湿痹肢体关节酸痛，重着不移，或有肿胀，肌肤麻木不仁，阴雨天加重或发作，苔白腻，脉濡缓。

4）热痹：关节疼痛，局部灼热红肿，痛不可触，关节活动不利，可累及多个关节，伴有发热、恶风、口渴烦闷，苔黄燥，脉滑数。

(2) 西医诊断

1）晨僵≥30 分钟。

2）多关节炎（14 个关节区中至少 3 个以上部位关节炎）。

3）手关节炎（腕或掌指或近端指间关节至少 1 处关节炎）。

4）抗 CCP 抗体阳性。

5）类风湿因子阳性。

符合以上 5 项中 3 项或 3 项以上者可诊断为类风湿关节炎。

35.2　新九针技术在类风湿关节炎中的应用

选取针具　梅花针、火针、锋钩针、毫针

操作规程 梅花针中度手法叩刺肘关节以下手三阳、手三阴经,膝关节以下足三阳、足三阴经至指(趾)尖 3 ~ 5 遍,至皮肤潮红。细火针疾刺华佗夹脊穴、阿是穴及患处关节局部穴位,深度据穴位而定。上肢病变主要取 C4 ~ T3 夹脊穴;下肢病变主要取 L1 ~ S1 夹脊穴;手足四肢均痛,从颈部到骶部夹脊,辅以每周取全部夹脊穴 1 次。肩部取肩髃、肩髎、肩贞。肘部取尺泽、曲池、少海、手三里。腕部取阳溪、阳池、腕骨,手部取八邪。髀部取代秩边、居髎、风市。膝部取犊鼻、梁丘、血海、阳陵泉。踝部取申脉、照海、丘墟、昆仑。足部取八风。锋钩针钩刺颈、肩、腰、骶、髎、膝关节阿是穴,针后拔罐,留罐 10 分钟。手指麻木、晨僵者锋钩针十宣穴点刺放血。毫针取穴同火针,与火针交替进行。

随证加减 行痹加风池、风门、风市,毫针平补平泻,留针。痛痹加阿是穴温针灸。着痹加脾俞、阴陵泉、足三里,毫针平补平泻,留针。热痹加大椎、曲池、委中细火针疾刺,加拔罐。

操作间隔 梅花针、毫针每天 1 次,10 次 1 个疗程。火针 1 周 2 次,5 次 1 个疗程。锋钩针 1 周 1 次,3 次 1 个疗程。

主治 类风湿关节炎。

35.3 注意事项

1) 本病是以结缔组织为主要病变且原因不明的慢性全身性自身免疫性疾病,临床治疗时应中西医结合、多种疗法配合方可取得满意的疗效。

2) 新九针治疗本病,见效快,但疗程长,且容易复发,如何提高患体自身免疫力是取得巩固疗效的关键。在缓解期,可应用埋线疗法,或艾灸大椎、至阳、腰阳关、中脘、关元、足三里等穴,以维持远期疗效。

36 痛风

36.1 概述

36.1.1 概念

痛风是一组嘌呤代谢紊乱所致的疾病。其临床特点为高尿酸血症伴痛风性急性关节炎反复发作，痛风石沉积，痛风石性慢性关节炎和关节畸形，常累及肾脏引起慢性间质性肾炎和尿酸肾结石形成。本病可分为原发性和继发性两大类，原发性病因少数由于酶的缺陷引起，大多原因不明，有明显的家族遗传倾向，好发于中老年人，发病高峰为 30～50 岁，约 95% 为男性，5% 女性常为绝经期后发病。继发性痛风除因先天性肾小管功能异常和慢性肾衰竭所致继发性痛风起病缓慢外，多由于某些恶性肿瘤所致，起病急，发展迅速，病情凶险，常危及生命。

本病属于中医学的"痹证"、"历节"范畴。

36.1.2 病因病机

(1) 中医病因病机

中医学认为，痛风系由湿浊瘀阻，流滞关节经络，气血不畅所致，非一般风邪所为。湿浊之邪，非受于外，而主生于内。一般痛风患者多发于中老年人、丰腴之人，其脏器渐衰，若嗜食膏粱厚味，久之损害脏腑功能，尤以损害脾肾清浊代谢功能最为突出。脾失健运，升清降浊无权，肾乏气化，分清泌浊失司，水谷不归正化，浊毒内生，滞留血中，随血行散布，发生一系列病变。

(2) 西医病因病机

1) 原发性痛风：①遗传因素：临床所见，痛风有明显的家族遗传倾向，痛风患者亲属合并无症状高尿酸血症的检出率明显高于非痛风患者。痛风与其他具有遗传倾向的代谢性疾病（肥胖、高血压、高脂血症、糖尿病等）关系密切。已查明导致尿酸生成过多的嘌呤代谢中，引起酶的活性改变有酶基因突变的遗传基础。②环境因素：暴饮暴食、酗酒、食入富含嘌呤食物过多是痛风性关节炎急性发作的常见原因。社会经济状况的改善，肥胖、高血压等代谢疾病患病率增加，也使痛风的患病率增加。

2) 继发性痛风：引起体内尿酸生成过多的病因有白血病、淋巴瘤进展期，尤其是化疗后，真性红细胞计数增多症等；严重外伤、挤压伤、大手术后。

引起肾脏尿酸排出减少的病因：重症高血压、子痫致肾血流量减少，影响尿酸的滤过；任何原因引起的肾衰竭；先天性肾小管功能异常、范可综合征、巴特综合征等；影响肾小管分泌尿酸的代谢异常，如乙醇中毒、饥饿过度、酮症酸中毒、乳酸酸中毒等可引起血液中有机酸含量增多，抑制肾小管尿酸的分泌；一些药物可引起高尿酸血症，如乙胺丁醇。

影响血液尿酸浓度变化的因素：长期用利尿剂治疗、重度肾前性脱水，使血液浓缩、增加血液尿酸浓度。

36.1.3 临床表现

(1) 原发性痛风

根据病情进展特征，病程4期，无症状高尿酸血症期；急性发作期；无症状的间歇期；慢性期。主要表现为无症状性高尿酸血症、急性痛风性关节炎、痛风间歇期、慢性砂砾性痛风、皮下痛风石结节、慢性痛风性关节炎、慢性痛风性肾病和肾结石。其中急性痛风性关节炎为痛风最具有特征且多见的症状，起病急骤，在数小时之内受累关节即可出现明显的红肿、热痛，常于夜间发作，因关节剧痛而醒，关节局部因疼痛不能触摸，甚至不能盖床单，活动受限。以足部第一跖趾为最好发部位，其次为手足的其他小关节、踝、膝、腕、肘、肩关节。初期多为单关节病变，两侧交替发生，后期可为多关节病变，同时或先后出现。暴饮暴食、饮酒过量、劳累、感染、外伤、手术、创伤、关节周围受压，鞋履不适等均可为诱发因素。急性发作症状多持续一周余，然后逐渐缓解。关节局部红肿消退后，可有皮肤发痒、脱皮、色素沉着。发作期全身症状可有发热、乏力、心率加快、头痛等。

(2) 继发性痛风

在发生高尿酸血症前多为继发病的临床特征。除因先天性肾小管功能异常和慢性肾衰竭所致继发性痛风起病缓慢外，多起病较急。以高尿酸血症和大量尿酸盐在肾小管内沉积引起急性肾衰竭为多见，血尿酸浓度可>1mmol/L，尿尿酸明显增多，尿沉渣中可见大量尿酸盐结晶，偶可见镜下或肉眼血尿。患者可有尿痛、腰背痛、恶心、呕吐、少尿或无尿等症状。

36.1.4 临床诊断

(1) 中医诊断

1) 湿热阻痹型：下肢小关节卒然红肿热痛、拒按，触之局部灼热，得凉则舒，伴发热口渴，心烦不安，溲黄，舌红苔黄腻，脉滑数。

2）瘀热内郁型：关节红肿刺痛，局部肿胀变形，屈伸不利，肌肤色紫暗，按之稍硬，病灶周围或有硬块、硬结，舌质紫黯或有瘀斑，苔薄黄，脉细涩或沉弦。

3）痰湿阻滞型：关节肿胀，甚则关节周围漫肿，局部酸麻疼痛，或见硬块、硬结不红，伴有目眩、面浮足肿，胸脘痞闷，舌胖质黯，苔白腻，脉缓或弦滑。

4）肝肾阴虚型：病久屡发，关节痛如被杖，局部关节变形，昼轻夜重，肌肤麻木不仁，步履艰难，筋脉拘急，屈伸不利，头晕耳鸣，颧红口干，舌红少苔，脉弦细或细数。

5）风寒湿痹型：肢体、关节疼痛，或呈游走性痛，或呈关节剧痛，痛处不移，或肢体关节重着肿痛，肌肤麻木。于阴雨天加重，舌苔薄白，脉弦紧或濡缓。

（2）西医诊断

1）发病特点：多见于中老年男子，可有痛风家族史。常因劳累、暴饮暴食，食高嘌呤食物，饮酒及外感风寒等诱发。

2）症状：多以单个趾指关节猝然红肿疼痛，逐渐痛剧如虎咬，昼轻夜重，反复发作。可伴发热、头痛等。初起可单关节发病，以第一跖趾关节多见。继则足踝、跟、手指和其他小关节出现红肿热痛，甚则关节腔渗液。

3）体征：反复发作后，可伴有关节周围及耳郭、耳轮及趾、指骨间出现痛风石。

4）实验室检查：血尿酸、尿尿酸增高（男性和绝经后的女性血尿酸>420μmol/L、绝经前女性>350μmol/L）。发作期白细胞计数可增高。关节液穿刺或痛风石证实为尿酸盐结晶可做出诊断。

5）影像检查：X线检查受累关节早期无明显变化，晚期可见尿酸盐在近关节骨端沉积，骨质破坏形成类钻孔圆形透光区，纯尿酸性肾结石X线不显影，混合有钙盐时，可显影。B超检查早期肾脏无变化，晚期肾脏体积多有增大，呈弥漫性损害，以髓质区为重。

6）急性关节炎期诊断有困难者，秋水仙碱试验性治疗有诊断意义。

36.2 新九针技术在痛风中的应用

技术一

选取针具 火针、锋钩针、毫针

操作规程 细火针疾刺病变关节及T1~12夹脊穴。锋钩针点刺大椎、曲池、委中，加火罐。毫针针刺肺俞、风门、肝俞、肾俞，平补平泻，针刺病变关节周围阿是穴、合谷、太冲，泻法，均留针。

随证加减　湿热阻痹型加阴陵泉、阳陵泉毫针泻法，留针。瘀热内郁型加膈俞、血海毫针泻法，留针。

操作间隔　火针1周2次，5次1个疗程。锋钩针1周1次，1次1个疗程。毫针每天1次，10次1个疗程。

主治　原发性痛风急性关节炎期。

技术二

选取针具　梅花针、火针、毫针。

操作规程　梅花针中度手法叩刺病变关节局部，针后加拔火罐。细火针疾刺病变关节及T1~12夹脊穴。毫针温针灸脾俞、肾俞、关元、足三里，针刺合谷、太冲、三阴交，平补平泻，留针。

随证加减　痰湿阻滞型加脾俞、胃俞、中脘、足三里，毫针平补平泻，留针。肝肾阴虚型加肝俞、肾俞、太溪，毫针补法，留针。风寒湿痹型加肺俞、风门、阴陵泉，毫针泻法，留针。

操作间隔　梅花针隔日1次，5次1个疗程。火针1周2次，5次1个疗程。毫针每天1次，10次1个疗程。

主治　原发性痛风慢性关节炎期。

36.3　注意事项

1）新九针技术治疗本病以火针为核心，急性期有"火郁而发之"功效，慢性期则取火针"温经通络止痛"之功。因此，即使病变关节红肿疼痛亦可使用火针治疗，全无感染之虞。

2）本病生活调护十分关键，要求患者严格按照痛风病饮食要求进食，预防其急性发作。

3）痛风急性发作时应卧床休息，将患肢抬高以减轻疼痛，病情好转后方逐渐活动，要注意保暖。

4）间歇期与慢性期应配合中药、埋线等疗法以改善患者体质，减少复发。

5）无症状型高尿酸血症患者应定期复查血尿酸，平常多饮水。

37　更年期综合征

37.1　概述

37.1.1　概念

更年期是指妇女从生育期向老年期过渡的一段时期，是卵巢功能逐渐衰退的时期。始于40岁，历时10~20年，绝经是重要标志。在此期间，因卵巢功能衰退致性激素分泌量减少，出现以自主神经功能失调为主的症候群，称为更年期综合征。临床上约80%妇女出现该综合征，但多数可自行缓解；仅25%妇女因症状较重需要治疗。本病属中医"经断前后诸症"范畴。

37.1.2　病因病机

(1) 中医病因病机

中医学很早就对本病有了明确认识。《素问·上古天真论》篇曰："女子七七任脉虚，太冲脉衰少，天癸竭，地道不通。"任脉虚，太冲脉衰少，天癸竭是妇人自然衰老的生理现象，肾气渐衰、精血不足、冲任亏虚为其本，而心肾不交、心火内扰、肝肾阴虚、肝阳亢盛、脾虚不运、脾肾阳虚等则为发病的主要因素。

妇女至绝经前后，肾气渐亏，天癸将竭，精血不足，阴阳平衡失调，出现肾阴不足，阳失潜藏，或肾阳虚衰，经脉失于温养等肾阴肾阳偏盛偏衰现象，导致脏腑功能失常。肾阴不足而肝阳上亢，肾阳虚弱，脾失健运而生痰湿，其中肾虚是致病之本，肾虚不能濡养和温煦其他脏器，诸症蜂起。

(2) 西医病因病机

该病发病机制至今仍未阐明，可能受多种因素影响。

1) 精神刺激原因：与患者的性格有着密切的关系。一般神经质性格的女性对于更年期出现的各种身心不适症状非常敏感，对于生活中的各种突发事件适应性较差，很容易产生心理压力，表现出一系列的更年期精神障碍症状。

2) 社会文化原因：更年期女性往往面临着精力减退、退休、子女离家等不良社会原因影响，再加上对自身身体状况、社会地位等的担忧，背负着极大的心理压力，容易导致更年期精神障碍的发生。另外，生活在不同社会背景下的女性，对于更年期和绝经的看法也不一样，不良的文化背景影响也会引发或加重更年期精神障碍。

3）内分泌失调：更年期女性卵巢功能衰退，不能排卵，无黄体形成，雌激素分泌减少，直至不能刺激子宫内膜壁，则月经由稀少到停止。同时因雌激素和孕激素的减少，使垂体的反馈抑制减弱，导致下丘脑和垂体亢进，促性腺分泌增多，影响神经系统的神经介质代谢障碍，导致一系列自主神经功能失调，进而引起情绪障碍。另外，雌激素水平下降会引起一系列的生理症状和躯体不适，影响更年期女性的神经和精神系统，从而产生或加重更年期精神障碍。

4）其他因素：体质、健康状态等亦可导致本病的发生。

37.1.3 临床表现

1）月经紊乱：有三种表现方式。月经间歇期延长，来潮时间短，量少，慢慢停止；月经周期不规则，经期延长，经量增加，甚至大出血或淋漓不断直至减少至完全停止；突然停经，不再来潮。

2）生殖器变化：外阴、阴道、子宫、输卵管、卵巢、乳腺等组织逐渐萎缩，骨盆底及阴道周围组织逐渐松弛。

3）心血管症状：阵发性潮热，先感头部胀痛，随之面部发热，绯红，自头向颈部扩散甚至扩散至全身，约数分钟后渐退，多发于午后、日晡及夜间，多伴出汗；高血压常表现为收缩压升高且波动明显；心悸及"假性心绞痛"表现为心慌、胸闷、气短类似心绞痛发作，但与体力活动无关，服硝酸甘油亦不能解除。

4）精神神经症状：情绪多不稳定，易激动、紧张、忧郁、烦躁、易怒、好哭，常有失眠、眩晕、耳鸣、恐怖感、压迫感、疲劳、记忆力减退、思想不集中、判断力不准甚至喜怒无常等；有时感觉过敏或感觉减退，出现头痛、关节痛或皮肤麻木、刺痒、蚁行感等。

5）骨及关节症状：表现为关节（多累及膝关节）痛和骨质疏松。

6）泌尿系统症状：尿痛、尿频等。

7）消化系统障碍：食欲不振，恶心便秘，腹痛、腹泻及呕吐等。

37.1.4 临床诊断

(1) 中医诊断

1）心肾不交型：心悸怔忡，失眠多梦，潮热汗出，五心烦热，情绪不稳，易喜易忧，腰膝酸软，头晕耳鸣，舌红、少苔，脉沉细而数。

2）肝肾阴虚型：头晕目眩，心烦易怒，潮热汗出，五心烦热，胸闷胁胀，腰膝酸软，口干舌燥，尿少，便秘，舌红、少苔，脉沉弦细。

3）脾肾阳虚型：头昏脑胀，忧郁善忘，脘腹满闷，嗳气吞酸，呕恶食少，神疲倦怠，腰酸肢冷，肢体浮肿，大便稀溏，舌胖大、苔白滑，脉沉细弱。

（2）西医诊断

1）临床表现：具有更年期相关症状，发病年龄 45 ~ 55 岁，有月经紊乱史，有典型的自主神经系统失调症状，如潮热，汗出，情绪不稳定，失眠，多梦，易疲劳等。

2）实验室检查：血促卵泡成熟激素较正常增加 20 倍，黄体生成激素增加 5 ~ 10 倍，血清雌二醇在正常月经中周期变化 50 ~ 350pg/ml，绝经后周期变化消失，平均水平 13 ~ 25pg/ml，雌三醇低于 20ng/ml。

3）影像学检查：重点是确诊骨质疏松症。包括骨密度、骨皮质厚度单/多束光吸收测量、中子活性测定、CT 和 MRI 检查。

37.2 新九针技术在更年期综合征中的应用

选取针具 梅花针、磁圆梅针、毫针

操作规程 梅花针中度手法叩刺头部督脉、太阳、少阳经 3 ~ 5 遍。磁圆梅针中度手法叩刺背俞穴、腹部任脉，皮肤潮红为度。毫针针刺四神聪、内关、三阴交、太冲透涌泉，平补平泻，留针。

随证加减 心肾不交型加心俞、肾俞、印堂、神门、太溪，泻心俞、印堂、神门，补肾俞、太溪，留针。肝肾阴虚加肝俞、肾俞、照海，毫针平补平泻，留针。脾肾阳虚加脾俞、肾俞、关元、气海，毫针温针灸。

操作间隔 梅花针、磁圆梅针、毫针每天 1 次，10 次 1 个疗程。

主治 更年期综合征。

37.3 注意事项

1）此病治疗，宜心身并调，治疗中应配合适当的心理暗示，方容易取效。

2）病情严重，有明显精神症状者，应建议患者到精神卫生科就诊。

38 带状疱疹

38.1 概述

38.1.1 概念

带状疱疹是由水痘带状疱疹病毒导致的一种皮肤疾病。初次感染表现为水痘或急性感染，以后侵及周围神经、脊髓后根。本病多发于春秋季节，以成年患者为多。其特点是：常突然发生，集簇性水疱，排列成带状，沿一侧神经分布区出现，好发于肋间神经、颈神经、三叉神经及腰神经分布区域，伴有刺痛。疱疹串联成带状，故称带状疱疹。本病好发于成人，春秋季节多见。发病率随年龄增大而呈显著上升。

带状疱疹属于中医"蛇串疮"的范畴，因其皮肤上有红斑水疱，累累如串珠，每多缠腰而发，故又名缠腰火丹，或称火带疮、缠腰龙、蛇串疮。

38.1.2 病因病机

(1) 中医病因病机

本病多与肝郁化火、过食辛辣厚味、感受火热时毒有关。多因情志不畅，肝经郁火；或过食辛辣厚味，脾经湿热内蕴；又复感火热时毒，以致引动肝火，湿热蕴蒸，浸淫肌肤、经络而发为疱疹。

(2) 西医病因病机

人是水痘-带状疱疹病毒的唯一宿主，病毒经呼吸道黏膜进入血液形成病毒血症，发生水痘或呈隐性感染，以后病毒可长期潜伏在脊髓后根神经节或者颅神经感觉神经节内。当机体受到某种刺激（如创伤、疲劳、恶性肿瘤或病后虚弱等）导致机体抵抗力下降时，潜伏病毒被激活，沿感觉神经轴索下行到达该神经所支配区域的皮肤内复制产生水疱，同时受累神经发生炎症、坏死，产生神经痛。本病愈后可获得较持久的免疫，故一般不会再发。

38.1.3 临床表现

发病前常有轻度发热，疲倦乏力，食欲不振，全身不适，皮肤灼热刺痛等症状，亦可不发生前驱症状而直接出现丘疱疹。皮损部神经痛为本病的主症之一，但疼痛程度不一，且不与皮损严重程度成正比。疱疹好发于腰腹之间，其次是颈项、面部。呈带状排列，刺痛。有些患者在皮疹完全消退后仍遗留神经痛。

38.1.4 临床诊断

(1) 中医诊断

1) 肝经郁热型：皮损鲜红，疱壁紧张，灼热刺痛，口苦咽干，烦躁易怒，大便干，小便黄，苔黄，脉弦滑数。

2) 脾经湿热型：皮损色淡，疱壁松弛，口渴不欲饮，胸脘痞满，纳差，大便时溏，舌红、苔黄腻，脉濡数。

3) 瘀血阻络型：皮疹消退后局部仍疼痛不止；伴心烦不寐；舌紫黯、苔薄白，脉弦细。

(2) 西医诊断

1) 多发于春秋季节。

2) 发疹前有发热、倦怠等前驱症状。

3) 成群水疱沿神经干分布，排列成带状，水疱之间皮肤正常，一般为单侧性，不超过身体中线。

4) 疼痛为本病的特征之一，疼痛剧烈，可发于疹前或伴随发疹出现。

5) 病程一般3周，愈后可留短暂性色素沉着。可获免疫，少复发。

6) 血常规检查多无明显异常，疱疹糜烂继发化脓感染后则白细胞总数及中性粒细胞常升高。

38.2 新九针技术在带状疱疹中的应用

技术一

选取针具 梅花针、火针、毫针

操作规程 梅花针中、重度手法叩刺与发疹部位相应的神经根，疱疹发于头面部，则叩刺患侧 C1～7 旁开 1.5 寸线；发于上肢，则叩刺患侧 C1～T7 旁开 1.5 寸线；发于胸胁，则叩刺 T1～12 旁开 1.5 寸线；发于下肢，则叩刺患侧 T1～S5 旁开 1.5 寸线 3～5 遍，至微出血。细火针浅疾刺疱疹部位，每疱 1 针，流出疱液用消毒干棉球拭净。毫针围刺，从疱疹周围正常皮肤进针；温针灸，取大疱疹中心点或疱疹范围内散刺，直刺，加灸，与火针交替进行；毫针针刺龙眼（握拳，小指第 2，3 骨节间尺侧横纹头处）、丘墟透照海、三阴交。泻法，留针。

随证加减 肝经郁热型加行间、阳陵泉，毫针泻法，留针。脾经湿热型加中脘、阴陵泉，毫针泻法，留针。

操作间隔 梅花针、毫针每天1次，5次1个疗程。火针1周2次，3次1个疗程。

主治 带状疱疹急性期。

技术二

选取针具 磁圆梅针、火针、毫针

操作规程 磁圆梅针中、重度手法叩刺阿是部位及与发疹部位相应的神经根。细火针浅疾刺与发疹部位相应的神经节段对应夹脊穴，阿是穴。毫针针刺火针穴位及膈俞、肝俞、血海、三阴交、神门，平补平泻，留针。

操作间隔 磁圆梅针、毫针每天1次，5次1个疗程。火针1周2～3次，5次1个疗程。

主治 带状疱疹后遗神经痛。

38.3 注意事项

1）本病治疗应及时，如能在疱疹未发，仅有前驱症状时就早预见，进行干预治疗，如口服抗病毒颗粒、疼痛部位细火针针刺，则疗效最佳。

2）本病应采取中西医结合治疗、针药结合治疗，则能缩短病程，减少患者痛苦。

3）带状疱疹后遗神经痛可配合埋线疗法效更佳。

39 神经性皮炎

39.1 概述

39.1.1 概念

神经性皮炎又称慢性单纯性苔藓，是一种以皮肤肥厚、皮沟加深、苔藓样改变和阵发性剧烈瘙痒为特征的慢性炎症、皮肤神经功能障碍性疾病。根据皮损范围大小，临床分为局限性神经性皮炎和播散性神经性皮炎两种。本病隶属于中医学"牛皮癣"、"摄领疮"、"顽癣"范畴。

39.1.2 病因病机

(1) 中医病因病机

病因多由情志内伤，风邪侵扰，营血失和，气血凝滞而成。初起多由风湿热邪阻滞肌肤或硬领等机械刺激而引起；病久耗伤阴液，营血不足，血虚生燥，皮肤失濡养而成，或血虚肝旺，情绪不宁，过度紧张，抑郁烦恼者，极易发病，且多复发。

(2) 西医病因病机

神经性皮炎的发病机理目前尚不明了，可能与自主神经系统功能障碍、大脑皮层兴奋和抑制过程平衡失调有关。引起神经性皮炎的原因主要有以下几点：

1）精神因素：目前认为是发生本病的主要诱因，情绪波动、精神过度紧张、焦虑不安、生活环境突然变化等均可使病情加重和反复。

2）胃肠道功能障碍、内分泌系统功能异常、体内慢性病灶感染而致敏，也可能成为致病因素。

3）局部刺激：如衣领过硬而引起的摩擦、化学物质刺激、昆虫叮咬、日光照射、搔抓等，均可诱发本病的发生。

39.1.3 临床表现

本病多见于成年人，好发于项后两侧、肘膝关节，但亦可发于眼周和尾骶等处。皮损初起为正常皮色或淡红色扁平丘疹，呈圆形或多角形，密集成片，边缘清楚。日久局部皮肤增厚、干燥粗糙、纹理加深，形成苔藓样变，表面有少许鳞屑。自觉阵发性剧烈瘙痒，尤以夜间及安静时为重。患者多见情绪紧张或失眠等症。

39.1.4 临床诊断

(1) 中医诊断

1) 血虚风燥型：丘疹融合，成片成块，表面干燥，色淡或灰白，皮纹加深，上覆鳞屑，剧烈瘙痒，夜间尤甚，女性或兼有月经不调，舌淡、苔薄，脉濡细。

2) 阴虚血燥型：皮损日久不退，呈淡红或灰白色，局部干燥肥厚，甚则泛发全身，剧烈瘙痒，夜间尤甚，舌红、少苔，脉弦数。

3) 肝郁化火型：皮损色红，心烦易怒或精神抑郁，失眠多梦，眩晕，口苦咽干，舌红、脉弦数。

4) 风热蕴阻型：皮疹呈淡褐色，皮损成片，粗糙肥厚，阵发性剧痒，夜间尤甚，舌苔薄黄，脉浮数。

(2) 西医诊断

1) 病史及临床表现：先有瘙痒后发皮疹，苔藓样变明显，皮损干燥、一般无渗出、无色素沉着；好发于颈项、骶部及四肢伸侧；可耐受多种药物及理化等刺激，较容易诊断。

2) 组织病理检查：表皮角化过度，棘层肥厚，表皮突延长，可伴有轻度海绵形成。真皮部毛细血管增生，血管周围有淋巴细胞浸润。或可见真皮成纤维细胞增生，呈纤维化。

3) 鉴别诊断：慢性湿疹需同神经性皮炎鉴别，神经性皮炎先有瘙痒后发皮疹，苔藓样变明显，皮损干燥、一般无渗出、无色素沉着；好发于颈项、骶部及四肢伸侧；可耐受多种药物及理化等刺激。

39.2 新九针技术在神经性皮炎中的应用

选取针具 火针、梅花针、磁圆梅针、毫针

操作规程 细火针浅疾刺病变部位，散刺，每隔0.5~1寸1针。梅花针中重度手法叩刺背部胸夹脊或足太阳膀胱经第一侧线，出血，走罐。磁圆梅针中重度手法叩刺病变部位，至皮肤潮红为度。毫针针刺肺俞、风门、膈俞、血海，平补平泻，留针。

随证加减 血虚风燥型加心俞、脾俞、足三里，毫针补法，留针。阴虚血燥型加肝俞、肾俞、三阴交，毫针补法，留针。肝郁化火型加阳陵泉、行间，毫针泻法，留针。风热蕴阻型加大椎、曲池，毫针泻法，留针。

操作间隔 火针、梅花针 1 周 1 次，3 次 1 个疗程。磁圆梅针 1 天 2 次，20 次 1 个疗程。毫针每天 1 次，10 次 1 个疗程。

主治 神经性皮炎。

39.3 注意事项

1）本病新病者易治，仅以细火针局部浅疾刺即可，多 1 次而愈。

2）本病慢性者顽固难治，又称为顽癣。治疗时应多法配合，可配用埋线疗法，且在治愈后以磁圆梅针局部叩刺 10～20 次以巩固疗效。

3）因局部抓挠合并感染者，应控制感染后再行治疗。

4）本病日常调护应注意保持心情舒畅，饮食清淡，服装以纯棉为佳。

40　湿疹

40.1　概述

40.1.1　概念

湿疹是由多种复杂的内、外因素引起的一种具有多形性皮损和易有渗出倾向的皮肤炎症性反应。是以肌肤痛痒、糜烂、红疹为特征的常见皮肤病，全身均可出现，病情易反复，可迁延多年不愈。

中医称为"湿毒疮"或"湿气疮"。在古代文献中常以发病部位和临床特点，命以不同病名。如湿淫遍体，滋渗水液的称为"浸淫疮"，以丘疹为主称为"血风疮"或"粟疮"；发于耳部的称为"旋耳疮"，发于阴囊的称为"肾囊风"，婴儿发于面部的称为"奶癣"等。

40.1.2　病因病机

（1）中医病因病机

中医学认为，本病是因禀赋不足，风湿热邪客于肌肤而成。湿邪是主要病因，涉及脏腑主要在脾。

外邪袭表，腠理素虚，加之经常涉水浸湿，湿性黏滞聚于肌腠，影响卫气宣发，营卫失和，血行不畅，外卫不固，易受风热之邪入侵，湿与风、热三邪互相搏结，充于肌腠，浸淫肌肤，发为湿疹；素体阳盛，嗜食炙煿厚味、酒、烟、浓茶、辛辣之品，脾胃受伐，运化失常，水湿内停，郁久化热，湿热互结壅于肌肤，影响气血运行，而发湿疹；因七情过度，致心火炽盛，内扰心营，暗耗心血，血虚风胜，交织于肌肤，致肌腠失荣，疮疹叠起；脾胃素虚，或因饮食失节，戕伤脾胃，致脾失健运，津液不布，水湿蓄积，停滞于内，浸淫肌肤，而发湿疹。

（2）西医病因病机

本病病因复杂多难以确定，目前多认为是过敏性、炎症性皮肤病，属迟发型变态反应。病原可以是吸入物质、摄入的食物、病灶感染、内分泌及代谢障碍；外界因素如寒冷、湿热、油漆、毛织品等刺激均可导致发病。

急性期，表皮海绵水肿，棘层内及角层下水疱，可见淋巴细胞及中性粒细胞。真皮浅层小血管扩张、血管周围轻度以淋巴细胞为主的炎性细胞浸润。亚急性、慢性期表皮增厚，有角化不全、角化过度、轻度海绵水肿。慢性期表皮突显著延长。真皮浅层小血管周围轻度以淋巴细胞为主的炎性细胞浸润，毛细血管数目增多，内皮细胞肿胀和增生。

40.1.3 临床表现

皮疹呈多形性损害，如丘疹、疱疹、糜烂、渗出、结痂、鳞屑、肥厚、苔藓样变、皮肤色素沉着等、皮疹可发生在任何部位，但以外露部位及屈侧为多见；皮疹往往对称性分布、自觉瘙痒剧烈、常见特定部位的湿疹有耳湿疹、手足湿疹、乳房湿疹、肛门外生殖器湿疹、小腿湿疹等，病程较长，可迁延数月或数年。

根据湿疹症状和发病缓急可分为急性、亚急性和慢性三期。急性湿疹起病较快，初起为密集的点状红斑及粟粒大小的丘疹和疱疹，很快变成小水疱，破溃后形成点状糜烂面，瘙痒难忍，并可合并感染，形成脓疱，脓液渗出；亚急性湿疹为急性湿疹迁延而来，见有小丘疹，并有疱疹和水疱，轻度糜烂，剧烈瘙痒；急性、亚急性反复发作不愈，则变为慢性湿疹，也可能发病时就为慢性湿疹，瘙痒呈阵发性，遇热或入睡时瘙痒加剧，皮肤粗糙、增厚，触之较硬，苔藓样变，色素沉着，有抓痕，间有糜烂、渗出、血痂、鳞屑。

40.1.4 临床诊断

(1) 中医诊断

1）湿热浸淫型：发病急，可泛发全身各部，初起皮损潮红灼热、肿胀，继而粟疹成片或水疱密集，渗液流津，瘙痒不休，伴身热、心烦、口渴、大便干、小便短赤、舌红、苔黄腻，脉滑数。

2）脾虚湿蕴型：发病较缓，皮损潮红、瘙痒，抓后糜烂，可见鳞屑，伴纳少神疲、腹胀便溏，舌淡白胖嫩、边有齿痕、苔白腻，脉濡缓。

3）血虚风燥型：病情反复发作，病程较长，皮损色黯或色素沉着，粗糙肥厚，呈苔藓样变，剧痒，皮损表面有抓痕、血痂和脱屑。伴头昏乏力、腰酸肢软、口干不欲饮。舌淡、苔白，脉弦细。

(2) 西医诊断

主要根据病史及临床表现特点，较容易诊断。急性湿疹皮疹表现为多形性、对称分布，倾向渗出；慢性型皮损呈苔藓样变；亚急性损害介于上述两者之间。慢性湿疹需同神经性皮炎鉴别，参见本书神经性皮炎篇。

40.2　新九针技术在湿疹中的应用

选取针具　梅花针、火针、三棱针、毫针

操作规程　梅花针中重度手法叩刺皮损局部至出血。细火针浅疾刺病变部位，散刺，每隔 0.5～1 寸 1 针；深疾刺曲池、血海、三阴交。三棱针耳尖、大椎、委中、尺泽、足跟穴放血（附：足跟穴为跟骨后下正中，赤白肉际处）。毫针针刺肺俞、脾俞、阴陵泉、蠡沟，平补平泻，留针。

随证加减　湿热浸淫型加大椎、阳陵泉、曲池毫针泻法，留针。脾虚湿蕴型加脾俞、足三里，毫针补法，留针。血虚风燥型加心俞、脾俞、神门、三阴交，毫针补法，留针。

操作间隔　梅花针、火针 1 周 1 次，3 次 1 个疗程，二者交替进行。三棱针 1 周 2 次，5 次 1 个疗程。毫针每天 1 次，10 次 1 个疗程。

主治　湿疹。

40.3　注意事项

1）急慢性湿疹在治疗期或治愈后三个月内忌食辛辣刺激、腥味发物，忌处潮湿之地，对防止复发有重要作用。

2）本病急性多湿热、慢性多血虚，因而治疗上多以疏风利湿、清热解毒为常法，外治以针、内攻以药，可收两全之功。

3）慢性湿疹可以配合埋线疗法，效更佳。

41 荨麻疹

41.1 概述

41.1.1 概念

荨麻疹是由多种病因引起的皮肤、黏膜小血管扩张及渗透性增强而出现的一种局限性、一过性水肿反应，以皮肤突起风团、剧痒为主要特征。本病为常见多发性皮肤病，约有 15%～20% 的人一生中至少发作过一次荨麻疹。又称"风疹"，俗称"风疙瘩"。一年四季均可发生，尤以春季为发病高峰。

临床根据病程长短，一般把起病急、病程在 3 个月以内者称为"急性荨麻疹"；风团反复发作、病程超过 3 个月以上者称为"慢性荨麻疹"。

本病属于中医学"瘾疹"的范畴。

41.1.2 病因病机

(1) 中医病因病机

中医学认为，本病的发生内因禀赋不足，外因风邪为患。急性荨麻疹由于卫表不固，感受风寒或风热之邪，客于肌肤，致使营卫不和；或因饮食不节，致肠胃湿热，郁于皮肤腠理而发。慢性荨麻疹多由情志不遂，肝郁不舒，郁久化火，耗伤阴血；或脾气虚弱，湿热虫积；或冲任失调，经血过多；或久病耗伤气血等，致营血不足，生风生燥，肌肤失养而成。

(2) 西医病因病机

荨麻疹的发病机制目前尚未完全阐明，一般认为本病具有某种敏感体质，在一些因素作用下产生变态反应和非变态反应。

饮食：食物以鱼、虾、蟹、蛋类最常见。其次某种香料调味品亦可引起。

药物：青霉素、磺胺类、呋喃唑酮、血清疫苗等。

感染：包括病毒（如肝炎病毒）、细菌（如金葡萄球菌）、真菌和寄生虫（如蛔虫等）。

生物因素：动物及植物因素，如昆虫叮咬或吸入花粉、羽毛、皮屑等。

以上各种过敏原刺激人体，使人体产生特异抗体免疫球蛋白 E（IgE），IgE抗体附着在体内的肥大细胞上或嗜碱性粒细胞上，当再次受到这种过敏原时，

IgE 抗体就和食物中的过敏原相结合，从而使肥大细胞和嗜碱性粒细胞释放组胺，组胺又作用于血管，使之扩张和通透性增加，因而大量蛋白质和液体外渗到皮肤组织中，于是产生荨麻疹。

物理因素如冷热、日光、摩擦和精神因素等都可引起自主神经系统的胆碱能性神经末梢释放乙酰胆碱，乙酰胆碱可直接引起血管扩张，也可促使组胺释放，引发荨麻疹。

此外，胃肠疾病，代谢障碍，内分泌障碍亦可引起荨麻疹。

41.1.3　临床表现

急性荨麻疹发病急骤，皮肤突然出现形状不一、大小不等的风团，融合成片或孤立散在，呈淡红色或白色，边界清楚，周围有红晕，瘙痒不止。数小时内水肿减轻，变为红斑而渐消失，但伴随搔抓新的风团会陆续发生，此伏彼起，一日之内可发作数次。一般在 2 周内停止发作。

慢性荨麻疹一般无明显全身症状，风团时多时少，有的可有规律，如晨起或晚间加重，有的则无规律性。病情缠绵，反复发作，常多年不愈。

荨麻疹发生部位可局限于身体某部，也可泛发于全身。如果发生于胃肠，可见恶心，呕吐，腹痛，腹泻等；喉头黏膜受侵则胸闷，气喘，呼吸困难，严重者可引起窒息而危及生命。

41.1.4　临床诊断

(1) 中医诊断

1）风热犯表型：风团色红，灼热剧痒，遇热加重，发热，咽喉肿痛，苔薄黄，脉浮数。

2）风寒束表型：风团色白，遇风寒加重，得暖则减，恶寒，舌淡、苔薄白，脉浮紧。

3）血虚风燥型：风疹反复发作，迁延日久，午后或夜间加剧，心烦少寐，口干，手足心热，舌红、少苔，脉细数无力。

4）肠胃实热型：风团色红，成块成片，脘腹疼痛，恶心呕吐，便秘或泄泻，苔黄腻，脉滑数。

(2) 西医诊断

1）皮肤突发瘙痒；不规则风团呈鲜红色或苍白色或绕有红晕，一般在 24 小时内消退，消退后不留鳞屑和色素沉着；排除了丘疹性荨麻疹或多形性红斑；或伴有恶心、呕吐、腹痛、腹泻累及消化系统表现；或伴发支气管哮喘、喉头水肿等呼吸系统表现；病程可呈慢性经过，反复发作。

2）血常规检查：有嗜酸性粒细胞增加，白细胞如果增高显示急性感染等因素引起。

3）皮肤划痕症阳性：以钝器在皮肤上划痕后，局部出现与划痕一致的风团，即皮肤划痕试验阳性。

4）胃镜检查：对伴有胃肠道症状的荨麻疹可进行。

5）皮肤过敏原试验：可查到阳性结果，有一定的局限性，仅供参考。

41.2　新九针技术在荨麻疹中的应用

选取针具　毫针、三棱针、火针、

操作规程　毫针针刺曲池、阳陵泉、足三里、血海透百虫窝，平补平泻，留针。三棱针点刺脐周上下左右旁开1寸，拔火罐。细火针浅疾刺肺俞、风门、膈俞，深疾刺曲池、血海。

随证加减　风热犯表型加大椎、商阳三棱针刺络放血。风寒束表型加风池、尺泽，毫针平补平泻，留针。血虚风燥型加心俞、肝俞、脾俞，毫针补法，留针。肠胃实热型加胃俞、大肠俞、上巨虚毫针平补平泻，留针；少商三棱针放血，内庭毫针泻法，留针。

操作间隔　毫针每天1次，10次1个疗程。三棱针1周1次，3次1个疗程。火针1周2次，5次1个疗程。

主治　荨麻疹。

41.3　注意事项

1）本法对急性荨麻疹有较好疗效，慢性者反复难愈，应坚持治疗，并配合自血穴位注射，取血海、曲池或足三里、曲池，以本人静脉血8ml，每穴注射2ml，5天1次。

2）本病与患者食入过敏性物质及接触过敏源有直接关系，故而应嘱咐患者注意避免接触过敏源，且饮食清淡，忌食辛辣刺激及海鲜类食物。

3）慢性荨麻疹以调理患者体质为主，多配合埋线疗法。